SpringerWienNewYork

Christian Simhandl
Klaudia Mitterwachauer

Depression und Manie

Erkennen und erfolgreich behandeln

SpringerWienNewYork

Ao. Univ. Prof. Primarius Dr. Christian Simhandl
Krankenhaus Neunkirchen, Österreich

Dr. Klaudia Mitterwachauer
Krankenhaus Neunkirchen, Österreich

Unterstützt durch die Raiffeisen Zentralbank Österreich AG

Printed in Austria

SpringerWienNewYork ist ein Unternehmen von
Springer Science+ Business Media
springer.at

Umschlagbild: GettyImages/Photographer's Choice/Young woman holding smiling face (digital composite)/Peter Sherrard
Satz und Layout: R+R Hannes Riedinger, 3423 St. Andrä-Wördern, Österreich
Druck: Holzhausen Druck & Medien GmbH, 1140 Wien, Österreich

Gedruckt auf säurefreiem, chlorfrei gebleichtem Papier – TCF
SPIN: 11892915

Mit 7 Abbildungen

Bibliografische Information der Deutschen Nationalbibliothek
Die Deutsche Bibliothek verzeichnet diese Publikation in der Deutschen Nationalbibliografie, detaillierte bibliografische Daten sind im Internet über
http://dnb.ddb.de abrufbar.

ISBN 978-3-211-48642-9 SpringerWienNewYork

Für Martina, Thomas und Lukas

Christian

Für Katharina und Theresa

Klaudia

Vorwort einer Betroffenen – Marylou Selo (New York, Zug)

Als Betroffene habe ich dieses Buch, das für Patienten, Angehörige und beruflich Interessierte geschrieben wurde, gespannt und voller Erwartung gelesen. In Amerika ist man geneigt, bei „One size fits all" zu denken „One size fits none", weil einfach beschriebene Ausführungen nicht für alle zutreffend sein können. Nach dem Lesen dieses Buches glaube ich aber doch, dass jeder sehr viel Nützliches aus dem Buch gewinnen kann. Gewiss kann man sich als Patient oder Angehöriger auch im Internet schlau machen, aber nirgends findet man die Begriffe so kompakt, gut und deutlich in deutscher Sprache erklärt wie im vorliegenden Buch.

Das Buch wird aus gleichen Gründen auch nützlich für Ärzte und Pflegepersonal sein.
Diese sind leider viel zu wenig ausreichend über die Bipolare Krankheit informiert. Das habe ich selbst aus eigener Erfahrung erlebt und auch oft von Patienten in Selbsthilfegruppen gehört. Oft gehen viele Jahre unnötigen Leidens vorbei, bevor man den kompetenten Arzt findet.

Ich würde es begrüßen, wenn dieses Werk auf den Schreibtischen von Politikern präsent wäre. Sie sind es, welche die Gesetze verabschieden und somit Maßstäbe für die Gesellschaft schaffen. Wir brauchen mehr denn je Politiker für die Entstigmatisierung dieser organischen Krankheit, denn es handelt sich um eine Erkrankung des Gehirns. Leider ist das Gehirn das bisher am wenigsten erforschte Organ unseres Körpers. Freud träumte davon, eine organische Ursache für das Seelenleiden zu finden. Nun sind wir auf dem besten Weg, genau das zu erreichen.

Prof. Simhandl ist stets auf dem letzten Stand der Wissenschaft. Bei IGSLI setzt er sich sehr dafür ein, dass Lithium, das älteste und billigste Medikament für Bipolare, weltweit weiter benutzt und nicht von Pharmafirmen, die wenig daran verdienen können, vom Markt verdrängt wird.

Prof. Simhandl ist nicht nur Wissenschaftler. Er ist Arzt im altmodischen Sinn: Er hat Feingefühl im Umgang mit Patienten und Angehörigen. Er ist ein Mensch, der sehr gut zuhören kann, der alle Aspekte der Krankheit und der Seele versteht. Er weiß viel, ist erfahren und interessiert sich für alles Neue. Er lässt einem auch die Freiheit, Fehler zu begehen, und nimmt einen großzügig wieder auf, wenn man bereit ist, einen neuen Anfang zu starten.

Als Patientin weiß ich, dass ein Rückfall jederzeit möglich ist. Als international tätige „Patienten-Advokatin", und als Mitglied von NARSAD (National

Alliance for Research in Schizophrenia and Depression) und IGSLI (International Group for the Study of Lithium), die wirklich viele bedeutende Psychiater der Gegenwart kennt, habe ich in meinem „Patienten-Testament" stehen, man möge mich linea recta zu Prof. Simhandl bringen, wenn bei mir mal die Sicherungen im Gehirn durchbrennen und ich entweder in eine grausliche Depression stürze oder in eine gefährliche Manie geschleudert werde. Ich weiß, dass Prof. Simhandl mir meine kleinen Hypomanien, in denen die kreativen Säfte strömen, gönnt. Er kennt meinen für mich „normalen" Zustand, und ich habe volles Vertrauen, dass er alles daransetzen wird, mich wieder auf meine Normalspur zu setzen, sollte ich entgleisen. Es ist ein Geschenk des Himmels, einen solchen Psychiater zu kennen. Möge das Buch dazu beitragen, diese Vorbildfunktion zu verbreiten.

Marylou Selo
Zug, Jänner 2007

Warum wir alle dieses Buch dringend lesen und miteinander diskutieren sollten:

Wie Marylou Selo in ihrem Vorwort angemerkt hat, ist es eine große Herausforderung, ein Buch sowohl für Betroffene (also Patienten, Angehörige, Freunde und Kollegen) als auch für Therapeuten (also Ärzte, Psychotherapeuten, Pflegepersonal und andere Co-Therapeuten) zu schreiben. Der vorliegende Versuch ist gelungen, denn das Buch hilft uns, eine gemeinsame Sprache zu finden. Es kommt nicht selten zu Missverständnissen im Gespräch zwischen Therapeut und Betroffenen. Einerseits, weil Betroffene sich nicht getrauen, die Fragen offen zu stellen, die ihnen wirklich auf der Seele brennen, andererseits aber auch deshalb, weil wir gleiche Sachverhalte auf unterschiedliche Weise ausdrücken. Welcher Patient versteht schon ohne jahrelange Erfahrung das Fachchinesisch vieler Therapeuten oder komplizierte Leitlinien zur Behandlung seiner Erkrankung, in denen er seine eigene Situation oft nicht ohne weiteres wiederfinden kann? Das vorliegende Buch kann helfen, durch vielschichtige, einfach und klar formulierte Informationen über die Bipolare Erkrankung eine wahrhaft gleichberechtigte Zusammenarbeit zwischen den Betroffenen und den Therapeuten zu gestalten. Dabei wird ein weiter Bogen gespannt, der Themen wie frühe Anzeichen für den möglichen Beginn der Erkrankung bis zum Langzeitverlauf genauso aufnimmt wie spezielle Situationen (beispielsweise Autofahren mit Medikamenten oder die Frage, was sollte ich bei Kinderwunsch beachten).

Der Aspekt, dass in dem vorliegenden Buch Fragen erlaubt sind, die im Therapiegespräch bislang öfter noch als Tabu angesehen werden, macht es zusätzlich sehr wertvoll (wie beispielsweise die Frage danach, ob ein Patient überhaupt Medikamente einnehmen muss, ob es Alternativen gibt oder wenigstens unterstützende Maßnahmen verfügbar sind, die er selbst anwenden kann und die nicht nur mit einem Lächeln abgetan werden).

Als einer der Vorsitzenden der Deutschen Gesellschaft für Bipolare Störungen (DGBS e. V.) lege ich Ihnen das vorliegende Buch ganz besonders ans Herz. Die DGBS wurde 1999 als eine „trialogische" Gesellschaft gegründet, um den Erfahrungsaustausch zwischen Therapeuten, Betroffenen und ihren Angehörigen sowie allen am Gesundheitswesen Beteiligten zu fördern. Dass wir heute eine gemeinsame Grundlage zur Diskussion in den Händen halten, die zudem hochaktuelle Informationen enthält, verdanken wir vor allem den Autoren Professor Christian Simhandl und Klaudia Mitterwachauer, die Experten auf ihrem mit Leidenschaft betriebenen Berufsfeld sind, und den Patienten, Angehörigen und anderen Therapeuten, die die Arbeit an diesem Buch durch ihre Fragen angestoßen haben.

In der Hoffnung auf eine rege Diskussion,

Prof. DDr. Michael Bauer
Dresden, Januar 2007

Vorwort

Jeder Mensch kennt Stimmungsschwankungen wie Phasen der Traurigkeit, Niedergeschlagenheit, der Euphorie, Gereiztheit oder Aggressivität, fehlender Lebensfreude.

Die Übergänge sind fließend von der normalen Entwicklung zur behandlungsbedürftigen Störung.

In der Allgemeinbevölkerung kommen auch leichtere Formen des manisch-depressiven Krankheitsbildes vor. Diese bedürfen keiner Krankenhausbehandlung, gehen aber häufig mit Angsterkrankungen, Alkohol- und Medikamentenmissbrauch, Nikotin- oder Drogenkonsum sowie zahlreichen anderen psychischen und sozialen Problemen einher. Ein Handlungsbedarf entsteht, wenn die Stimmungsveränderungen länger anhalten und die Betroffenen oder Angehörigen sich in ihrem Erleben oder Funktionieren im Alltag beeinträchtigt fühlen.

Die behutsame und stetige Auseinandersetzung mit der Erkrankung ist ein Prozess, der seine Zeit und vielleicht auch mehrere Krankheitsepisoden braucht.

Dieses Buch für manisch-depressive Menschen soll keinesfalls das ärztliche Gespräch ersetzen, sondern zu einem besseren Basiswissen über Stimmungsschwankungen und deren Ursachen, über mögliche therapeutische Ansätze und Veränderung von Lebensgewohnheiten beitragen.

Obwohl wir bis heute nicht wissen, was dieses Leiden letztendlich verursacht, sind Betroffene und deren Angehörige diesen Stimmungsschwankungen nicht länger ausgeliefert. Mit dem entsprechenden Wissen können sie den weiteren Verlauf sehr gut mitgestalten.

Für die Unterstützung beim Schreibprozess, dem Lektorieren sowie für wertvolle kritische Anmerkungen danken wir
Sabine Baumgartner
Mag. Renate Eichhorn, Springer-Verlag
Mag. Judith Martiska, Springer-Verlag
Daniela Renhofer
Dr. Sabine Salomon
Marylou Selo
Mag. Josef Weilguni, Lektorat

Simhandl & Mitterwachauer
Neunkirchen, Februar 2007

Inhaltsverzeichnis

Anhang

I EINLEITUNG

oder: Warum schreiben zwei Psychiater ein Buch für Menschen mit Stimmungsschwankungen und deren Angehörige?

Es gehört zum Alltag von Ärzten und Therapeuten, dass ein Patient nach ausführlichem Gespräch aufsteht und sich mit den Worten verabschiedet: „Danke, das war sehr nett. Aber ich bin nicht psychisch krank und schon gar nicht brauche ich Medikamente!"
Bei manischen Patienten ist dieses Verhalten nicht weiter verwunderlich, stellt doch die fehlende Krankheitseinsicht am Beginn einer Episode für Arzt und Angehörige oftmals ein Problem in der Behandlung dar. Hingegen kann bei depressiven Patienten deren Hoffnungslosigkeit oder fehlende Tatkraft mit ein Grund für die Ablehnung von therapeutischen Maßnahmen sein.

Ist die akute Episode erst einmal vorüber, meinen viele, der Spuk sei überstanden und somit keinerlei Notwendigkeit mehr gegeben, täglich Medikamente einzunehmen oder sich über den möglichen weiteren Verlauf zu informieren.

Die Enttäuschung beim Arzt über das Nichtbefolgen von gut gemeinten Ratschlägen entstammt nicht seinem Allmachtsstreben, sondern dem Wissen über mögliche schwerwiegende Folgen im weiteren Verlauf des Lebens bei Wiederauftreten der Erkrankung.
Als Arzt ist man bestrebt, in kurzer Zeit alles an Information weiterzugeben, und verwundert, wenn dies bei Patient und Angehörigen nicht ankommt.

Die behutsame und stetige Auseinandersetzung mit der Erkrankung ist ein Prozess, der seine Zeit und vielleicht auch mehrere Krankheitsepisoden braucht.

Dieses Buch für manisch-depressive Menschen soll keinesfalls das ärztliche Gespräch ersetzen, sondern zu einem besseren Basiswissen über Stimmungsschwankungen und deren Ursachen, über mögliche therapeutische Ansätze und Veränderung von Lebensgewohnheiten beitragen.
Neu gewonnene Sichtweisen sollen das Gespräch (den Dialog) mit Ärzten und Vertrauenspersonen erleichtern.

Ein kurzer Ausflug in die Geschichte

Die wesentlichen Symptome und Beschwerden des manisch-depressiven Krankheitsgeschehens wurden schon in der Antike von Hippokrates, Aristoteles und Platon, um nur einige zu nennen, ausführlich beschrieben.
Aretaeus von Kappadoccien (50–100 n. Ch.) hat die manischen Zustände von Vergiftungen und Fieberdelirien unterschieden, welche im Erscheinungsbild ähnlich sind.
Seine Beschreibung der Depression entspricht nahezu derjenigen aus heutiger Sicht. Er erwähnte bereits körperliche Begleitsymptome wie Völlegefühl und geblähten Bauch.
Erst viel später versuchte man, die Verlaufsformen der Bipolaren Erkrankung klarer zu formulieren. Der bedeutende Münchner Psychiater Emil Kraepelin (1856–1926) beschrieb erstmals Akutsymptome und Langzeitverlauf des „manisch-depressiven Irreseins".
Damals fand Forschung noch in den Krankenhäusern statt.
Kraepelin lebte lange Zeit seines Lebens als Leiter einer solchen „Irrenanstalt" am Krankenhausgelände und konnte somit die langjährigen Verläufe beobachten und miterleben.
Hauptziel seiner Arbeit war die Unterscheidung von manisch-depressiven und schizophrenen Erkrankungen. Erstere zeichnen sich durch unterschiedlich lange Episoden von Depression und Manie beziehungsweise deren zeitgleiches oder überlappendes Auftreten aus. Dazwischen liegen unterschiedlich lange „freie Intervalle", in denen die Patienten völlig beschwerde- und symptomfrei, also stabil sind.
Der Verlauf in Phasen oder Episoden wurde bereits von den alten Griechen als wesentlichstes Merkmal der manisch-depressiven Erkrankung beschrieben. Ohne Behandlung kommt es mit hoher Wahrscheinlichkeit zu einem Wiederauftreten von Episoden.
Diesen Verlauf von in sich abgeschlossenen Phasen hat auch Kraepelin zur Unterscheidung von der Schizophrenie, einer chronisch fortschreitenden Erkrankung, herangezogen.

Die Entwicklungen der letzten drei Jahrzehnte

Um 1980 begann man in der Ärzteschaft, Klassifikationssysteme für die Diagnostik psychischer Erkrankungen zu entwickeln mit dem Ziel, diese Krankheiten und ihren weiteren Verlauf einheitlich zu beschreiben.
Weltweit wurden unzählige Untersuchungen über Diagnostik und Therapie der manisch-depressiven Erkrankung durchgeführt.

Von Amerika ausgehend führte man den Begriff „bipolare Störungen" ein, um sich von alten Klischeevorstellungen à la Hollywood zu distanzieren.

Mit der Bezeichnung „bipolar" soll außerdem hervorgehoben werden, dass nicht nur die einzelne Depression oder Manie zu beachten und behandeln ist, sondern der gesamte Verlauf, da ein hohes Rückfallrisiko besteht.
Leider deutet dieser Ausdruck durch nichts auf die Vielfältigkeit im Erscheinungsbild (Stimmung, Denken und Wollen betreffend) und den Schweregrad hin.
Wie eine Umfrage in Deutschland ergeben hat, stellen sich die meisten Menschen im deutschen Sprachraum unter dem Begriff „bipolar" ein Problem der Schmelze von Nord- und Südpol vor.
Der Begriff „Störung" wurde in den deutschsprachigen Übersetzungen der internationalen Klassifikationssysteme für „disorder" eingeführt und soll den Begriff psychische Krankheit ersetzen (ICD-10, Seite 9). Das Wort „Störung" ist für viele Betroffene ein Reizwort und wird als diskriminierend empfunden.
Wir verwenden in diesem Buch den Ausdruck „bipolar" und „manisch-depressives Krankheitsgeschehen" synonym für die Vielfalt an Symptomen und Schweregraden im Krankheitsverlauf.

Bis 1980 war die Mehrzahl wissenschaftlicher Untersuchungen hauptsächlich an schweren Krankheitsverläufen, welche eines Klinikaufenthalts bedurften, interessiert.
Erst langsam wurden sogenannte „Feldstudien" durchgeführt, das heißt, es wurde eine große Anzahl an Menschen über ihr psychisches Befinden zum momentanen Zeitpunkt und in der Vergangenheit befragt. Als Folge dieser Untersuchungen änderte sich allmählich das Bild.
Es stellte sich heraus, dass in der Allgemeinbevölkerung auch leichtere Formen des manisch-depressiven Krankheitsbildes vorkommen.

Diese bedürfen keiner Krankenhausbehandlung, gehen aber häufig einher mit Angsterkrankungen, Alkohol- und Medikamentenmissbrauch, Nikotin- oder Drogenkonsum sowie zahlreichen anderen psychischen und sozialen Problemen.

Eine traurige Erkenntnis all dieser Untersuchungen ist zudem das hohe Risiko an Suiziden und Suizidversuchen oder ein verstärktes Aggressionsverhalten bei jüngeren Menschen.
Glücklicherweise hat sich die Forschung in den letzten Jahren intensiv mit diesen Folgeerscheinungen beschäftigt. Neben neuen medikamentösen Behandlungsformen gelangte man zur Erkenntnis, wie wichtig das Wissen über

die Erkrankung samt ihren vielfältigen Verlaufsmöglichkeiten ist. Der Begriff „Symptommanagement" wurde geprägt, das heißt, wie kann ich als Betroffener mit einzelnen Symptomen besser umgehen, worauf habe ich zu achten, um nicht wieder in eine schwere Krankheitsepisode zu fallen, die unter Umständen sogar einen Krankenhausaufenthalt notwendig macht.

Bis heute wissen wir nicht, wodurch diese Erkrankung letztendlich verursacht wird.
Es ist lediglich bekannt, dass genetische Vorbelastung, biologische und psychosoziale Faktoren oder bestimmte Lebensgewohnheiten gewisse Risikofaktoren darstellen.
Unzureichende Behandlung der manisch-depressiven Erkrankung kann schwerwiegende Folgen haben, Betroffene und deren Angehörige sind einem hohen Leidensdruck ausgesetzt.
Der Verlauf dieser Erkrankung kann jedoch eindeutig durch entsprechende Medikamenteneinstellung, spezielle psychotherapeutische Techniken und im Besonderen durch ausreichende Information darüber verbessert werden.

Betroffene und deren Angehörige sind dieser Krankheit nicht länger ausgeliefert, sondern können mit dem entsprechenden Wissen den weiteren Verlauf sehr gut mitgestalten.

II BEGINN DER ERKRANKUNG

1. Kindesalter

In der Fachliteratur wird der Beginn des manisch-depressiven Krankheitsgeschehens meist um das 20. Lebensjahr angegeben. Jedoch sind deutliche Abweichungen vom Altersdurchschnitt möglich.
Es existieren sogar Aufzeichnungen von ersten Episoden im 5. Lebensjahr. Interessanterweise wurde dieser Lebensabschnitt von Sigmund Freud als „Trotzalter" bezeichnet. Leider wurde in weiterer Folge nicht untersucht, inwieweit hier ein Zusammenhang mit dem Beginn einer manisch-depressiven Erkrankung besteht. Lediglich im nordamerikanischen Raum gibt es diesbezüglich laufende Untersuchungen. Eine genaue Diagnosestellung ist nicht immer möglich. Falls Kinder aber an Hyperaktivitätssyndrom oder sozial auffälligem Verhalten leiden, sollte im weiteren Verlauf der Beginn eines manisch-depressiven Krankheitsgeschehens in Betracht gezogen werden.

Rückblickend ist es oft sehr hilfreich, für eine genauere Diagnostik diese frühen, manchmal noch nicht zuordenbaren Episoden genau zu erfragen.

2. Pubertäre Krise oder Beginn einer Bipolaren Erkrankung?

Manchmal treten erste manische oder depressive Episoden im Jugend- und Adoleszenzalter auf, also zwischen dem 10. und 20. Lebensjahr.
Für viele Familien stellt diese „Sturm- und Drangzeit" ohnehin eine schwere Belastungsprobe dar. Psychische Auffälligkeiten werden in der Regel der „pubertären Krise" zugeschrieben, alle Beteiligten, nämlich Betroffene, besorgte Eltern und überforderte Lehrer, sind heilfroh, wenn diese „Phase" wieder vorüber ist.

Erste Anzeichen einer Depression werden oft übersehen: extreme Niedergeschlagenheit, chronische Müdigkeit und völlige Unlust zu lernen oder die Ausbildung zu Ende zu bringen.

Es wäre nun voreilig, diese möglichen Warnsymptome als „bockiges Verhalten" abzuwerten. Betroffene Jugendliche sind einem großen Leidensdruck ausgesetzt, wissen aber nicht um die eigentliche Ursache ihrer Beschwerden. Manche verspüren eine extreme Antriebslosigkeit, andere wiederum neigen zu aggressivem Verhalten, Gereiztheit und Missmut. Durch innere Unruhe fällt es ihnen schwer, sich an einem Ort aufzuhalten, sei es zuhause oder am Ar-

beitsplatz. Besorgte Eltern, Lehrer und Schulärzte fühlen sich verantwortlich, dieser Verhaltensänderung auf den Grund zu gehen. Von den Jugendlichen werden Fragen nach unglücklicher Liebe, „falschen" Freunden oder vermuteter Drogensucht als quälend und bohrend erlebt.
Psychologische Untersuchungen helfen oft nicht weiter, im Besonderen, wenn sich keine wesentlichen Einschränkungen von Konzentration oder Merkfähigkeit feststellen lassen.

Eben weil es sich um die Erstmanifestation handelt und nicht um einen gesamten Verlauf, ist die Erstellung einer Diagnose schwierig!

Manchmal fällt eine erste hypomanische oder manische Episode auch in die Zeit, in welcher Jugendliche die Nacht zum Tag machen. Partyfeiern ohne Ende, Zusammensein mit Gleichaltrigen bis in die frühen Morgenstunden hinterlässt scheinbar keine Spuren, am nächsten Tag gehen sie wieder ohne große Müdigkeitserscheinungen zur Schule oder Arbeit. Das Lernen fällt ihnen leicht, sie haben viele Ideen und großartige Zukunftspläne, sind häufig sogar Klassensprecher oder Ausbildungsvertreter.
Gefährlich wird es hingegen, wenn positive Gestimmtheit und Überaktivität zu unüberlegtem Verhalten und erhöhter Risikobereitschaft führen. Waghalsige Sportarten, riskantes sexuelles Verhalten, gefährliches Verhalten im Straßenverkehr, impulsiver Umgang mit Geld sowie Ausprobieren von Drogen aller Arten sind nur einige Beispiele hierfür.

Manchmal kann auch ständige Gereiztheit als vordergründiges Symptom bestehen. Streit und aggressives Verhalten bis hin zu Kriminalisierung sind die Folgen und wirken sich dementsprechend negativ auf das Sozialleben der Jugendlichen aus.

Diese stärker auftretenden Auslenkungen der Stimmungslage unterscheiden sich in ihrer Intensität nur wenig von sogenannten „normalen" Entwicklungen junger Menschen, vor allem dann, wenn zusätzliche soziale Probleme oder innerfamiliäre Konfliktsituationen bestehen (zum Beispiel Scheidung, Todesfall, Erkrankung eines Familienmitglieds).

Der Wechsel zwischen riskantem Verhalten und sozialem Rückzug ist das eigentlich Charakteristische der Erkrankung.

Um eben diese Veränderung festzustellen, bedarf es einer genauen Exploration, das heißt einer psychiatrischen Untersuchung durch gezielt gestellte Fragen.

3. „Mein Kind ist doch nicht krank!" oder der Widerstand gegen die Diagnose

Selbst wenn es für den Untersucher in der Schule oder Beratungsstelle oder der ärztlichen Praxis klar ist, dass es sich hier um ein phasenhaftes oder episodisches Geschehen handelt, gibt es nach wie vor einen großen Widerstand, bei jüngeren Menschen die Diagnose einer Bipolaren Erkrankung zu stellen.
Untersucher scheuen sich oft davor, Betroffene und deren Angehörige mit der Verdachtsdiagnose eines manisch-depressiven Krankheitsgeschehens zu konfrontieren.
Spricht man nur von „pubertärer Krise", sind alle fürs Erste erleichtert.
Wird die Erkrankung tatsächlich beim Namen genannt, fühlen sich Jugendliche und deren Eltern oftmals vor den Kopf gestoßen. Erste Reaktionen reichen von „Das hat uns aber noch niemand gesagt" bis hin zu „Wie können Sie so etwas behaupten! Sie wollen mein Kind nur krank machen und ihm Medikamente verordnen!".

Mit der Realität konfrontiert, empfinden Eltern oft völlig unberechtigt den Vorwurf, in der Erziehung versagt zu haben.

Zu einem fundierten ärztlichen und psychotherapeutischen Aufklärungsgespräch gehört nicht nur die gesetzlich verankerte Pflicht zur Diagnosestellung, sondern auch der Hinweis auf empirische Daten über mögliche Folgen einer unzureichenden Behandlung dieser Erkrankung.

4. Auch erste Hinweise ernst nehmen

Jeder Mensch kennt diese Tage, an denen schon das Aufstehen schwerfällt.
Der „Tag ist schon gelaufen", man kann sich für nichts so richtig begeistern.

Von einer Depression im eigentlichen Sinn spricht man aber erst, wenn dieser Zustand zumindest vierzehn Tage durchgehend anhält.

Umgekehrt kennt jeder Mensch auch Tage, an denen die Arbeit leicht von der Hand geht, man sprüht vor Energie, Ideen und Zukunftsplänen und zeigt reges Interesse am Sozialleben.
Sogenannte „normale" Entwicklungen können nahezu unbemerkt in verstärkte Stimmungsschwankungen übergehen, welche etliche Wochen hindurch anhalten können. Die Übergänge sind fließend.

Eine Hypomanie oder Manie fällt oft erst dann auf, wenn sich zusätzlich das Schlafverhalten verändert, man also mit wenigen Stunden Schlaf auskommt, ohne tagsüber müde zu sein. Die Diagnostik fordert eine Änderung im Sozialverhalten.

Gerade eine gehobene Stimmungslage wirkt sich aber positiv auf das Alltagsleben aus, weswegen die Hypomanie oft nicht als solche empfunden oder erkannt wird. Erst durch zunehmende Probleme wie Schwierigkeiten am Arbeitsplatz oder innerhalb der Familie sowie durch Krankenhausaufenthalte wird die Möglichkeit einer psychischen Erkrankung in Betracht gezogen.

Sogar die Mehrzahl an Menschen, welche an einer Bipolaren Erkrankung leidet, ist durch Störung von Antrieb, Schlafverhalten oder Gedächtnisleistungen zwar in ihrem Berufs- und Sozialleben beeinträchtigt, kann dieses aber über einen längeren Zeitraum aufrechterhalten. Häufig wird in diesem Zusammenhang die sich bietende Situation auch interpretiert, die Möglichkeit einer Bipolaren Erkrankung stellt sich erst gar nicht.

Solche eher milden Verlaufsformen sind mit ein Grund, weshalb in den letzten Jahren die Sichtweise der derzeitigen Diagnostik stark in Frage gestellt worden ist.

Beginnt eine manische oder depressive Episode eher schleichend, neigen viele Betroffene dazu, entsprechende Symptome zu übersehen. In Unkenntnis darüber, dass es sich um den Beginn einer ernst zu nehmenden Erkrankung handeln könnte, wird häufig erst gar kein Arzt zu Rate gezogen. Nicht immer verläuft eine depressive Episode so schwer, dass der Patient aus mangelndem Antrieb sein Bett nicht mehr verlassen kann und sich mit Suizidabsichten trägt oder umgekehrt er in der manischen Phase keinen Schlaf mehr findet und sich existenziell gefährdet. Ein Krankenhausaufenthalt wird hier unumgänglich und relativ rasch eine klare Diagnose gestellt.

Wenn erste Episoden eher mild verlaufen, den Tagesablauf nicht allzu sehr beeinträchtigen, so sehen viele Patienten keine Notwendigkeit darin, einen Arzt oder gar eine Krankenhausambulanz aufzusuchen. Dadurch geht jedoch vieles an Aufklärung verloren, Betroffene werden nicht über das enorm hohe Risiko eines Rückfalls informiert.

Selbst wenn die Episode wieder auftritt, setzt ein gewisser Gewöhnungseffekt ein, Symptome werden bagatellisiert mit Sätzen wie „Das kennen wir ja schon von dir“ oder „Abwarten, beim letzten Mal ging es ja auch von selbst vorüber“.

Das „soziale Umfeld" leidet mit

Es entspricht ja auch den Tatsachen, dass manische oder depressive Episoden nach Wochen oder Monaten auch ohne äußeres Zutun wieder abklingen. Viel zu wenig wird jedoch beachtet, dass diese Menschen auch in Zeiten, zu denen sie unter hypomanen, subdepressiven oder gereizten Stimmungsschwankungen leiden, auch in direkter Wechselwirkung mit ihren Lebenspartnern, Angehörigen, Freunden und Kollegen stehen. Beziehungen werden oft einer schweren Belastungsprobe unterzogen, oder es werden sogar soziale Kontakte abgebrochen.

Auch wichtige Lebensentscheidungen wie Berufs- oder Partnerwahl werden nicht frei von Stimmungsschwankungen getroffen.

Oft sind sie gefärbt von depressiver Verstimmung oder von Euphorie, entsprechen nicht den eigentlichen, tatsächlichen Möglichkeiten oder Talenten.
Aus unserer Sicht ist dies oft sehr unbefriedigend, den Betroffenen wird dadurch viel an Lebensqualität genommen. Chancen werden vertan, die Episode geht vorüber, aber Fehlentscheidungen können unter Umständen nicht mehr rückgängig gemacht werden.

Die Anfänge der Bipolaren Erkrankung sind vielfältig

Viele Menschen verspüren jeden Herbst ein vermehrtes Schlafbedürfnis und verminderten Antrieb; sie haben zu nichts Lust und kaum ein Bedürfnis nach Sozialkontakten. Manchmal ist diese Zeit auch verbunden mit Gewichtsproblemen im Sinne von Zunahme („Winterspeck"); manche klagen über unbestimmte Gelenksschmerzen, und diese werden ebenfalls dem grauen Novemberwetter zugeschrieben.
Missmutiges Verhalten wird von der Gesellschaft in der kalten Jahreszeit eher akzeptiert. Es finden sich viele Gleichgesinnte, sodass einem dieser Zustand als gar nicht so schlimm erscheint.
All diese Äußerungen machen es weder den Betroffenen noch deren Familienangehörigen oder den Ärzten leicht, eine klare Diagnose zu stellen.

Diese Abweichungen vom Vollbild einer Manie oder Depression laut Lehrbuch führen zu der Erkenntnis, dass vom Auftreten erster Symptome bis zur Erstellung einer definitiven Diagnose circa acht Jahre vergehen.

Der schleichende Beginn kann sich auch im weiteren Verlauf fortsetzen: Die aufeinander folgenden Episoden können unterschiedlich sein in Häufigkeit, Dauer und Intensität. Bei genauerem Befragen beklagen Patienten manchmal, dass sie rückblickend betrachtet bereits vier oder fünf Episoden durchgemacht haben. Nach einem Tief im Herbst oder einem Hoch im Sommer mit Überaktivität, gesteigerter Sexualität und Schwierigkeiten in der Partnerschaft wird ihnen erst jetzt mitgeteilt, dass dies möglicherweise ein klar zu beschreibender Krankheitsverlauf ist. Die Betroffenen fallen angesichts der Tatsache, dass ihr Leben möglicherweise ganz anders hätte verlaufen können, aus allen Wolken. Vielleicht hätten sich schwierige Beziehungen anders gestaltet, die berufliche Karriere einen anderen Verlauf genommen. Diese nicht wahrgenommenen Möglichkeiten sind für uns einer der Hauptgründe, dieses Buch zu schreiben. Für den Behandler ist es in solchen Situationen oftmals schwierig, neutral zu bleiben. Einerseits haben die Betroffenen Recht, andererseits waren die Beschwerden in den jeweiligen Episoden oft nur sehr schwach ausgeprägt oder sie wurden dem Behandler nicht so detailliert geschildert, sodass keine exakte Diagnose gestellt werden konnte.

Die Diagnostik lebt von den richtigen Fragen!

Es ist auch wichtig zu wissen, dass solche Episoden sehr häufig mit leichter Intensität und auch in zeitlich größeren Abständen, also alle paar Jahre, auftreten können. Mit zunehmendem Alter hingegen, vor allem bis hin zum 40. Lebensjahr, werden die Abstände immer kürzer und die Symptome stärker ausgeprägt, sodass es unter Umständen lange Zeit dauert, bis erstmals tatsächlich ein Facharzt aufgesucht wird.
Für diesen ist es dann ein Leichtes, in Zusammenschau des gesamten Krankheitsverlaufs, auch durch genaue Exploration sogenannter leichter Episoden, die exakte Diagnose einer Bipolaren Erkrankung zu stellen.
Oft haben diese Menschen in Unkenntnis ihrer Erkrankung schon eine Menge an „Copingstrategien" (= Bewältigungsmechanismen) entwickelt. Damit ist gemeint, dass sie im Laufe der Zeit gelernt haben, ihr Alltagsleben nicht von der Depression bestimmen zu lassen.

Der Rückschluss „für mich ist das aber ganz normal, das entspricht meinem Naturell" ist verständlich. Jedoch sollte in Ruhe aufgeklärt werden, dass es nicht nötig ist, sich dem Leiden auszusetzen, dass die Stimmungsschwankungen vor allem Länge und Intensität betreffend bei weitem nicht mehr als „normal" zu bewerten sind.

Neuere Untersuchungen zeigen, dass bei 73 % aller bipolaren Patienten zum Zeitpunkt des erstmaligen Auftretens der Erkrankung eine andere Diagnose gestellt wird. 50 % bleiben die ersten fünf Jahre unbehandelt und 36 % sogar länger als zehn Jahre.

Hinzu kommt, dass es oft auch nach Erstellung der richtigen Diagnose noch geraume Weile dauern kann, ehe die Erkrankung richtig behandelt wird.

Hier geht wertvolle Zeit und somit ein erhebliches Ausmaß an Lebensqualität verloren.

5. Begleitende oder andere Erkrankungen („Komorbidität")

Wie bereits erwähnt, besteht durch veränderte Stimmungslage, beeinträchtigte Wahrnehmung und Interaktion mit der Umwelt ein erhöhtes Risiko, Angsterkrankungen wie Sozialphobie und Panikstörungen sowie Alkohol- oder Nikotinsucht zu entwickeln oder in Drogenkreise zu schlittern.

Durch länger anhaltende, leichte depressive Verstimmungen leiden die Sozialkontakte, welche gerade bei Jugendlichen für die Entwicklung sehr wichtig sind. Sozialer Rückzug, mangelnde Auseinandersetzung mit der sozialen Realität verhindern eine normale Entwicklung und Reifung der Person. Vermeidungsverhalten oder gar Ängste stehen dann im Vordergrund der Beschwerden, erschweren Diagnostik und vor allem auch die Behandlung.
Überaktives Verhalten, erhöhte Risikobereitschaft, ein nicht realistisches Einschätzen der gesundheitlichen oder rechtlichen Folgen können zu Drogenproblemen oder Gesetzeskonflikten führen. Möglicherweise kann zu diesem Zeitpunkt noch keine genaue Diagnose gestellt werden. Daher ist es besonders wichtig, ganz frühe leichte Episoden und vor allem die Familienanamnese zu erfassen. Oftmals kann nur durch die Hinweise aus der Familie – Stimmungsschwankungen bei den engeren Blutsverwandten – das Augenmerk auf eine mögliche Bipolare Erkrankung gerichtet werden. Das frühzeitige Erkennen, ob es sich zum Beispiel um eine isolierte Drogenproblematik oder Angsterkrankung handelt oder um ein zusätzliches Problem im Rahmen einer Bipolaren Erkrankung, ist für die weitere Vorgehensweise und Beratung von grundlegender Bedeutung.

Leider wird heute meist nur die aktuelle, im Vordergrund stehende Problematik behandelt und der mögliche zeitliche Zusammenhang der Verlaufsgestalt nicht erkannt.

Im Falle, dass es sich bei der Alkohol- und Drogenabhängigkeit oder der Angststörung um Begleiterkrankungen einer noch nicht erkannten Bipolaren Erkrankung handelt, wird häufig nur die aktuelle Problematik ausreichend therapiert. Längerfristig gestaltet sich das gleichzeitige Vorhandensein einer Bipolaren Erkrankung mit zusätzlichen psychischen Problemen als schwierig in der Behandlung.

III DIE DIAGNOSE „BIPOLAR“

1. Wozu Diagnostik?

Die Diagnostik dient im heutigen Gesundheitswesen verschiedensten Bereichen. Sie ist wichtig für die Sozialversicherung und das Leistungs- und Abrechnungssystem im Krankenhaus. In der Forschung benötigt man genaue, klar definierte Forschungskriterien.

Eine Grundvoraussetzung für die Durchführung einer Behandlung oder Therapie ist, zuerst eine genaue Diagnose, ein Krankheitsbild zu haben, weil sich sonst die Frage stellt, was wird hier überhaupt „behandelt".

Diese Frage ist berechtigt, sowohl wenn es sich um medikamentöse als auch um psychotherapeutische Behandlungen handelt. Alle Menschen, nicht nur Ärzte und Therapeuten, haben unterschiedliche Bilder im Kopf, wie eine Depression, eine Manie oder gar ein manisch-depressives Krankheitsgeschehen aussehen. Diese Vorstellungen sind oft von persönlichen Erfahrungen, Erzählungen, durch Bücher oder Kinofilme gefärbt. Diese Vielfalt kann nur mit einer gemeinsamen Diagnostik, selbst wenn sie noch so mangelhaft oder einschränkend ist, gelöst werden. Diese gemeinsame Diagnostik dient im Gesundheitswesen nicht nur der Statistik oder der Abrechnung, sondern auch Ärzten und Therapeuten als Orientierungshilfe, welche Dinge in weiterer Folge während einer Behandlung zu beachten sind. Man versucht über die Diagnose auch eine Prognose, das heißt den weiteren Verlauf, vorhersagen zu können. Dieser Faktor ist besonders beim Auftreten leichter Stimmungsschwankungen wichtig. Betroffene fragen sich dann oft, ob ihre Befindlichkeitsstörung eine „normale Stimmungsschwankung“ ist oder der Beginn eines Zustandes, bei dem man ärztliche und therapeutische Hilfe aufsuchen sollte.

Oftmals scheuen sich Ärzte und Therapeuten, eine Diagnose zu stellen, um ihre Patienten nicht vor den Kopf zu stoßen. Diese fragen zwar nach, haben aber die Erwartungshaltung zu hören: „Das ist ja ganz normal“, reagieren dann aber gekränkt, wenn ihre Stimmungsschwankungen einem Krankheitsbild zugeordnet werden. Die heutige Basis für die Diagnostik ist die internationale Klassifikation psychischer Störungen (ICD-10, Kapitel V (F)) der Weltgesundheitsorganisation (WHO) in ihrer 2. Auflage aus dem Jahr 1993.

Zur Entwicklung eines diagnostischen Systems, welches weltweit Anerkennung findet, mussten viele Kompromisse eingegangen werden.

Dieses System basiert auf einer Reihe vorausgehender Untersuchungen, in denen die Häufigkeit psychischer Krankheitsbilder, aber auch deren weiterer Verlauf sowie ihr Ansprechen auf gewisse Behandlungstechniken, sei es medikamentös oder psychotherapeutisch, berücksichtigt worden sind. All diese verschiedenen Faktoren und Sichtweisen vereint sollen eine Erleichterung und Handlungsorientierung für die Betroffenen – so sie zum Beispiel im Internet nachlesen –, aber vor allem auch für die Behandler (Arzt und Therapeut) darstellen. Im ersten Schritt soll geklärt werden: Handelt es sich um dieses Zustandsbild, ja oder nein. Falls ja, soll in einem zweiten Schritt der Schweregrad (leicht – mittel – schwer) festgestellt werden. Durch die Diagnose erhalten Ärzte/Therapeuten auch eine klare Handlungsanweisung, welche Zusatzuntersuchungen (Blutabnahme, EEG, MRI) für den Ausschluss anderer Erkrankungen durchgeführt werden sollen. So wird die Untersuchung der Schilddrüse bei Depressionserkrankungen empfohlen. Bei unentdeckten Vorschädigungen, wie zum Beispiel von Leber, Niere oder Herz, kann dann bei der Medikamentenauswahl entsprechend darauf Rücksicht genommen werden.

Heutzutage weiß man bei psychischen Erkrankungen relativ genau, welche psychotherapeutische Technik oder Methode, ähnlich wie bei den Medikamenten, am ehesten bei entsprechender Diagnose anzuraten ist.

Die diagnostischen Kriterien erleichtern das richtige Erkennen und die weitere Vorgangsweise. Dies ist auch aus rechtlicher Hinsicht für den Arzt/Therapeuten wichtig, da am Beginn jeder Behandlung eine ausführliche Information und Erklärung des möglichen Krankheitsverlaufs und der weiteren Behandlungsschritte erfolgen müsste. Ein anderer Bereich, in welchem die Diagnose wichtig ist, ist jene Situation, wenn ein Patient im Krankenhaus stationär aufgenommen wird. Seine Beschwerden werden einem Krankheitsbild zugeordnet, somit erhält er eine Diagnose und dementsprechende Behandlung. Nach Entlassung aus dem Krankenhaus wird die weitere Behandlung vom niedergelassenen Facharzt oder Allgemeinmediziner übernommen. Anhand der Diagnose weiß der Arzt/Therapeut in groben Zügen, worum es sich handelt und worauf er zu achten hat. Der Patient muss nicht nochmals alles erzählen und erklären. Dies kann, wie hier beschrieben, ein Vorteil, aber ebenso auch ein Nachteil sein. Kein Behandler sollte unreflektiert eine Diagnose übernehmen!

Ein durchaus häufiges Problem stellt sich auch dadurch, dass verschiedene Ärzte ebenso wie Therapeuten die diagnostischen Handbücher aus ihrer Sichtweise beziehungsweise basierend auf ihrer jeweiligen Ausbildung verwenden. Das ICD-10 versucht, eine „theoriefreie Diagnostik“ vorzuschlagen. Erst dadurch werden Vergleiche auch in verschiedensten Ländern und unter verschiedensten Bedingungen, ob im Krankenhaus oder im ambulanten Bereich, überhaupt erst möglich. Die unterschiedliche Handhabung von Diagnosekriterien ist auch die Erklärung dafür, warum es so viele unterschiedliche Zahlenangaben zu den einzelnen Krankheitsbildern gibt.

Auch Diagnostizieren muss erlernt werden. Das ICD-10 bietet eine Definition von Krankheitsmerkmalen an, welche anhand von vielen internationalen Arbeitsgruppen, die sich mit Diagnostik beschäftigten, zusammengestellt worden ist. Wie bereits erwähnt, handelt es sich hier auch um eine Kompromisslösung. Bestimmte, sogenannte typische Symptombilder werden unter Berücksichtigung von Zeitkriterien zu Krankheitsbildern zusammengefasst.

Die ersten Schritte der Diagnostik

1. Exaktes Erfragen gewisser Erlebnissymptome (das subjektive Erleben des Patienten)
2. Genaues Beobachten (Ausdruckssymptome)
3. Befragung von Angehörigen
4. Genaue Erhebung des Verlaufs (Außen- oder Fremdanamnese)
5. Ausschluss körperlicher Erkrankungen durch somatische und neurologische Untersuchung

Die diagnostischen Kriterien sollen den Weg nachvollziehbar machen, wie es anhand gewisser subjektiver Beschwerdebilder von Betroffenen zur Erstellung einer Diagnose gekommen ist. Aus diesem Grund werden bei allen Diagnosebildern Haupt- und Begleitsymptome sowie zeitliche Zusammenhänge genau beschrieben.

Die derzeit wichtigsten gängigen Diagnosesysteme sind einerseits das amerikanische DSM-IV-TR 1994 (Diagnostical and statistical Manual, forth Transcription) der amerikanischen Psychiatervereinigung, welche in fast allen englischsprachigen Ländern und vor allem in der Forschung verwendet wird. Das zweite wichtige Diagnosesystem der Weltgesundheitsorganisation (WHO) ist das ICD-10 mit der Internationalen Klassifikation psychischer Störungen, welches 1991 in der englischen Version erschienen ist und seit 1993 nunmehr in der 2. korrigierten Auflage auf Deutsch vorliegt und in Europa im Gesundheitswesen angewendet wird.

Da solche Diagnosekriterien für den Alltag in der Praxis zu ausführlich und zeitaufwendig sind, erschien eine verkürzte Version 1996 von Müßigbrodt und Mitarbeitern vor allem für den Allgemeinmediziner. In diesem ICD-10-Buch, welches den Untertitel „Leitfaden zur Diagnostik und Therapie in der Primärversorgung“ trägt, sind nicht nur die diagnostischen Kategorien kurz beschrieben, sondern es werden auch die wichtigsten Leitlinien für das ärzt-

liche oder therapeutische Handeln beziehungsweise die Fragestellung, welche Themenkreise in der Therapie oder mit den Angehörigen besprochen werden sollten, behandelt.
Weil gerade der Psychiatriebereich von so vielen Sichtweisen und Meinungen beherrscht wird, versuchte man in der ICD-10 streng, eine rein beschreibende und nicht theoriegeleitete Diagnostik zu betreiben. Ebenso werden bei jeder diagnostischen Kategorie so weit als möglich Ein- und Ausschlusskriterien formuliert.
Bei den Bemühungen um eine moderne Diagnostik geht es zwar immer um eine möglichst präzise Beschreibung eines Krankheitsbildes, die Tendenz der Medizin, Menschen in Kategorien einzuteilen, bleibt jedoch erhalten. Diese Kategorien sind zwar wichtig für Forschung, Verwaltung und für die Kommunikation zwischen Ärzten und Therapeuten, können jedoch die Realität der Vielfalt der Krankheitsbilder manchmal nur ungenau abbilden! Das Erfassen der Beweggründe eines Menschen und die wertschätzende Anteilnahme eines Therapeuten stehen in keinem Widerspruch zu einer ICD-10-Diagnostik.
In den hier verwendeten diagnostischen Darstellungen beziehen wir uns auf die internationale Klassifikation psychischer Störungen, ICD-10 in der 2. Auflage 1993. Die einzelne depressive Episode wird unter F32 im ICD-10 „vercodet".
In der Folge möchten wir die einzelnen Diagnosen in Tabellenform entsprechend dem bei uns verwendeten ICD-10 vorstellen.

2. Diagnostische Kriterien der Depression nach ICD-10

Depression

Der Begriff Depression wird im allgemeinen Sprachgebrauch mittlerweile für viele Formen des „Schlechtfühlens" verwendet. Man versteht darunter alles von „ich bin heute nicht gut drauf" über traurig sein, ich bin verlassen, enttäuscht oder gekränkt worden bis hin zu einer schweren Depression. Schwierig dabei ist auch, dass der Schweregrad der Depression nicht von außen sichtbar ist. Jeder hat sein eigenes Bild der Depression. Das einzig Gemeinsame ist lediglich, dass es „nichts Gutes" ist. In der Psychiatrie werden Einzelsymptome klar in ihrer Art (Qualität) und Ausprägung (Quantität) beschrieben.

Wie erkenne ich eine Depression nach ICD-10?

Um von einer Depression zu sprechen, muss der Patient:

1. In einem ungewöhnlichen Ausmaß eine depressive Stimmung aufweisen, welche die meiste Zeit des Tages und fast jeden Tag, im Wesentlichen unbeeinflusst von äußeren Umständen, und zumindest über 2 Wochen anhält.

2. Interessen- oder Freudverlust an Aktivitäten zeigen, die normalerweise angenehm waren.
3. Verminderten Antrieb oder gesteigerte Ermüdbarkeit zeigen.

Es müssen zumindest 2 der 3 aufgezählten Symptome vorliegen.
Eines oder mehrere zusätzliche der folgenden Symptome bis zu einer Gesamtzahl von 4 Symptomen bei leichter depressiver Episode sind:
1. Verlust des Selbstvertrauens oder des Selbstwertgefühls
2. Unbegründete Selbstvorwürfe oder ausgeprägte, unangemessene Schuldgefühle
3. Wiederkehrende Gedanken an den Tod oder Suizid, suizidales Verhalten
4. Klagen über oder Nachweis eines verminderten Denk- oder Konzentrationsvermögens, Unschlüssigkeit oder Unentschlossenheit
5. Psychomotorische Agitiertheit oder Hemmung (subjektiv oder objektiv)
6. Schlafstörungen jeder Art
7. Appetitverlust oder gesteigerter Appetit mit entsprechender Gewichtsveränderung

Eine *mittelgradig depressive Episode* erfordert zumindest 6 der Zusatzsymptome, und für eine schwere depressive Episode ohne psychotische Symptome werden alle drei Grundsymptome gefordert. Bei den zusätzlichen Symptomen geht man davon aus, dass ein sogenanntes „somatisches Syndrom" vorliegt. Früher bezeichnete man diese ausgeprägte Form auch als endogene oder endogenomorphe Depression.

Wie erkenne ich ein somatisches Syndrom nach ICD-10?

1. Deutlicher Interessens- oder Freudverlust an normalerweise angenehmen Aktivitäten
2. Mangelnde Fähigkeit, auf Ereignisse oder Aktivitäten emotional zu reagieren, auf die normalerweise reagiert wurde
3. Früh erwachen, zwei Stunden oder mehr vor der gewohnten Zeit
4. Morgentief
5. Objektivierter Befund einer ausgeprägten psychomotorischen Hemmung oder Agitiertheit (beobachtet oder von anderen berichtet)
6. Deutlicher Appetitverlust
7. Gewichtsverlust, 5 % oder mehr des Körpergewichts vom vergangenen Monat
8. Deutlicher Libidoverlust

Eine schwere depressive Episode mit psychotischen Symptomen (F32.3 ICD-10) ist erfüllt, wenn zusätzlich Wahnideen oder Halluzinationen wie Schuld-, hypochondrischer, nihilistischer, Beziehungs- oder Verfolgungswahn oder depressiver Stupor (Starrezustand des ganzen Körpers bei wachem Bewusstsein) auftreten.

Weitere typische Merkmale, welche nicht in diagnostischen Kriterien angeführt werden, sind: Aktivitätseinschränkung mit sozialem Rückzug und Vernachlässigung des äußeren Erscheinungsbildes, Tagesschwankungen im Sinne einer deutlichen Verschlechterung der gesamten Symptomatik, vor allem in den Morgenstunden gleich nach dem (oft frühzeitigen) Erwachen, wobei sich die Stimmung oder die Einzelsymptome im Laufe des Tages bessern.
Angst, wobei depressive Menschen ihre Angst nicht als Angst vor konkreten Dingen wie bei Phobien beschreiben, sondern als eine allgemeine Angst „vor allem und jedem“, welche sich auch in Zukunftsängsten äußern kann.
Oftmals, besonders im Alter, stehen körperliche Beschwerden wie Kopfschmerzen, Nackenbeschwerden und Gelenksbeschwerden oder vegetative Symptome wie Verstopfung, Haarausfall, Schwitzen (besonders nachts), Magenverstimmung, Blähungsgefühl, Tinnitus (Geräusch im Ohr) und Kreislaufschwankungen im Vordergrund.
Bei sehr vielen depressiven Menschen ist das sexuelle Verlangen deutlich vermindert bis hin zu völligem Libidoverlust, Partnerschaftsprobleme können die Folge sein. Bei Männern können erektile Dysfunktionen auftreten und ebenso die Beziehung belasten. Bei lang anhaltender depressiver Verstimmung kann bei Frauen auch die Menstruation ausbleiben oder sich zumindest der Zyklus verschieben.

Wenn Patienten nun ausschließlich depressive Symptome schildern und diese erneut auftreten, so spricht man von einer *rezidivierenden (wiederkehrenden) depressiven Episode (F33 ICD-10).* Auch hier wird unterschieden zwischen leichter, mittelgradiger und schwerer depressiver Episode, mit und ohne psychotische Symptomatik. Man muss hier auch festhalten, dass jemand, der in der Vergangenheit die Kriterien für eine rezidivierende depressive Störung erfüllte, jetzt im Moment des Untersuchungszeitpunktes durchaus remittiert sein kann, das heißt, dass er nicht mehr die Kriterien einer Depression erfüllt (F33.4 ICD-10).

An dieser Stelle sei nochmals betont, dass die Diagnose rezidivierende Depression nicht mehr zutreffend ist, wenn vor allem in der Jugend oder im frühen Erwachsenenalter hypomane Episoden oder auch sonst im Verlauf des Lebens unbehandelte, nicht erkannte manische Episoden aufgetreten sind.

Ist dies der Fall, spricht man bereits von einer Bipolaren Erkrankung. Wenn das Vollbild einer Manie vorgelegen hat, bezeichnet man diesen Verlauf als Bipolar I, wenn lediglich hypomane Episoden oder Phasen aufgetreten sind als Bipolar II.
Auch sei hier nochmals erwähnt, dass eine genaue Anamnese betreffend zusätzlicher Angststörungen, Alkohol-, Drogen- und Tablettenkonsums durchgeführt werden sollte, bevor man die Diagnose *rezidivierende depressive Störung* stellt.

Was könnte es noch sein, wenn die Kriterien für eine typische depressive Episode nicht vollständig erfüllt sind?

Im Folgenden werden die beiden Möglichkeiten genannt, wenn es sich um *länger anhaltende Beschwerden* handelt. Anstelle von Dysthymie wurden früher die Begriffe depressive Neurose, neurotische Depression, anhaltend ängstliche Depression und depressive Persönlichkeit(sstörung) verwendet.

Dysthymia

A: Konstante oder konstant wiederkehrende Depression über einen Zeitraum von zumindest 2 Jahren. Die dazwischenliegenden Perioden normaler Stimmung dauern selten länger als einige Wochen, hypomanische Episoden kommen nicht vor.
B: Keine oder nur sehr wenige der einzelnen depressiven Episoden während eines solchen 2-Jahres-Zeitraumes sind so schwer oder dauern so lange an, dass sie die Kriterien für eine leichte depressive Störung F33.0 ICD-10 erfüllen.
C: Wenigstens während einiger Perioden der Depression sollten 3 der folgenden Symptome vorliegen:

1. Verminderter Antrieb oder Aktivität
2. Schlaflosigkeit
3. Verlust des Selbstvertrauens oder Gefühl der Unzulänglichkeit
4. Konzentrationsschwierigkeiten
5. Neigung zu weinen
6. Verlust des Interesses oder der Freude an Sexualität und anderen angenehmen Aktivitäten
7. Gefühl der Hoffnungslosigkeit und Verzweiflung
8. Erkennbares Unvermögen, mit den Routineanforderungen des täglichen Lebens fertig zu werden
9. Pessimismus im Hinblick auf die Zukunft oder Grübeln über die Vergangenheit

10. Sozialer Rückzug
11. Verminderte Gesprächigkeit

Zyklothymia

A: Stimmungsinstabilität mit mehreren Perioden von Depression und Hypomanie mit oder ohne normaler Stimmung im Intervall über mindestens 2 Jahre.
B: Während einer solchen 2-Jahres-Periode war keine depressive oder hypomanische Stimmungsschwankung so schwer oder so lang anhaltend, dass sie die Kriterien für eine manische, eine mittelgradige oder schwere depressive Episode erfüllte. Manische oder depressive Episoden können jedoch vor oder nach einer solchen Periode länger anhaltender Stimmungsstabilität auftreten.
C: Mindestens 3:
1. Verminderter Antrieb
2. Schlaflosigkeit
3. Verlust des Selbstvertrauens oder Gefühl der Unzulänglichkeit
4. Konzentrationsschwierigkeiten
5. Sozialer Rückzug
6. Verlust des Interesses oder der Freude an Sexualität und anderen angenehmen Aktivitäten
7. Verminderte Gesprächigkeit
8. Pessimismus im Hinblick auf die Zukunft oder Grübeln über die Vergangenheit

D: 3 der folgenden Symptome bei gehobener Stimmung:
1. Vermehrter Antrieb oder Aktivität
2. Herabgesetztes Schlafbedürfnis
3. Überhöhtes Selbstgefühl
4. Geschärftes oder ungewöhnlich kreatives Denken
5. Mehr Geselligkeit als sonst
6. Gesprächiger oder witziger als sonst
7. Gesteigertes Interesse und Sicheinlassen in sexuelle und andere angenehme Aktivitäten
8. Überoptimistisch oder Übertreibung früherer Erfolge

3. Diagnostische Kriterien der Hypomanie, Manie und gemischten Episode nach ICD-10

Hypomanie

Allgemeine Beschreibung der Hypomanie

Dieser Zustand der leicht gehobenen Stimmungslage mit vermindertem Schlafbedürfnis ist ein äußerst angenehmer und wird in aller Regel auch nicht als krankhaft bewertet. Üblicherweise wird deswegen keine Medikation empfohlen. Anders verhält es sich jedoch, wenn der hypomane Zustand unmittelbar nach einer Depression auftritt oder im Rahmen eines bereits bekannten manisch-depressiven Krankheitsgeschehens. Dann kann dieser Zustand, vor allem ohne medikamentöse Behandlung, auch ein Vorstadium einer manischen Episode sein. In diesem Fall ist eine kurzfristige Wiederbestellung der Betroffenen absolut notwendig, ebenso wie eine gezielte Aufklärung darüber, worauf in der Lebensführung besonders zu achten ist. In diesem Zustand sollte Alkohol unbedingt gemieden werden, da er dazu verleitet, dass diese Menschen später schlafen und länger ausgehen, mehr Geld ausgeben und sich durch das längere Aufbleiben in einen sogenannten Schlafentzug bewegen, welcher eine Manie hervorrufen kann. Es ist daher unbedingt auf einen geregelten Tag-Nacht-Rhythmus zu achten und Alkohol zu vermeiden. Man muss dabei nicht unbedingt auf etwas verzichten, jedoch sollte man einen geregelten Lebensablauf gewissenhaft einhalten. Wenn schon einmal im bisherigen Verlauf Hypomanien aufgetreten sind, diese jedoch nicht zum Vollbild einer Manie geführt haben, kann man es bei diesen Ratschlägen belassen. In diesem Zustand sollten Antidepressiva nur mit Vorsicht verabreicht oder ganz abgesetzt werden. Handelt es sich jedoch um einen Menschen, der bereits eine oder mehrere manische Episoden durchgemacht hat, so sollte man unbedingt diskutieren, ob nicht zum Schutz sehr wohl medikamentös zumindest für einen geregelten Tag-Nacht-Rhythmus gesorgt werden sollte. Für Menschen, die bereits eine Dauermedikation erhalten im Sinne einer Schutzwirkung vor wiederkehrenden Episoden, muss man eine vorübergehende Dosiserhöhung in Betracht ziehen. All diese Überlegungen erfordern möglicherweise die Betreuung in einer Spezialambulanz, wobei es sehr wichtig ist, die Gesprächsbereitschaft zu erhalten und den engmaschigen Kontakt zu wahren.

Wie erkenne ich eine Hypomanie

A: Die Stimmung ist in einem für die Betroffenen deutlichen Ausmaß an mindestens 4 aufeinanderfolgenden Tagen gehoben oder gereizt.

B: Mindestens 3 der folgenden Merkmale müssen vorhanden sein und die persönliche Lebensführung beeinträchtigen:
1. Gesteigerte Aktivität oder motorische Ruhelosigkeit
2. Gesteigerte Gesprächigkeit
3. Konzentrationsschwierigkeiten oder Ablenkbarkeit
4. Vermindertes Schlafbedürfnis
5. Gesteigerte Libido
6. Übertriebene Einkäufe oder andere Arten von leichtsinnigem oder verantwortungslosem Verhalten
7. Gesteigerte Geselligkeit oder übermäßige Vertraulichkeit

C: Die Kriterien für eine manische Episode, bipolare affektive Störung, Zyklothymie sind nicht erfüllt.
D: Nicht auf Missbrauch psychotroper Substanzen oder eine organische Störung zurückzuführen.

Manie ohne psychotische Symptome

A: Die Stimmung ist vorwiegend gehoben, expansiv oder gereizt und für die Betroffenen deutlich abnorm. Dieser Stimmungswechsel muss auffällig sein und mindestens eine Woche anhalten (oder Krankenhauseinweisung).
B: Mindestens 3 der folgenden Merkmale müssen vorliegen (4, wenn die Stimmung nur gereizt ist) und eine schwere Störung der persönlichen Lebensführung verursachen:
1. Gesteigerte Aktivität oder motorische Ruhelosigkeit
2. Gesteigerte Gesprächigkeit (Rededrang)
3. Ideenflucht oder subjektives Gefühl von Gedankenrasen
4. Verlust normaler sozialer Hemmungen, was zu einem den Umständen unangemessenen Verhalten führt
5. Vermindertes Schlafbedürfnis
6. Überhöhte Selbsteinschätzung oder Größenwahn
7. Ablenkbarkeit oder andauernder Wechsel von Aktivitäten oder Plänen
8. Tollkühnes oder leichtsinniges Verhalten, dessen Risiken die Betroffenen nicht erkennen, z. B. Lokalrunden ausgeben, törichte Unternehmungen, rücksichtsloses Autofahren
9. Gesteigerte Libido oder sexuelle Taktlosigkeit

C: Fehlen von Halluzinationen oder Wahn, Wahrnehmungsstörungen können aber vorkommen (z. B. geschärftes Hören oder geschärftes Sehen von Farben).
D: Nicht auf Missbrauch psychotroper Substanzen oder eine organische psychische Störung zurückzuführen.

Manie mit psychotischen Symptomen

A: Die Episode erfüllt die Kriterien für eine Manie ohne psychotische Symptome mit Ausnahme des Kriteriums C.
B: Die Episode erfüllt nicht gleichzeitig die Kriterien für eine Schizophrenie oder schizomanische Störung.
C: Wahnideen oder Halluzinationen kommen vor, aber andere als die unter F20 bis F20.3 aufgelisteten typisch schizophrenen Erkrankungen. Am häufigsten sind Größen-, Liebes-, Beziehungs- und Verfolgungswahn.
D: Die Episode ist nicht durch einen Missbrauch psychotroper Substanzen oder auf eine organische psychische Störung zurückzuführen.

Allgemeine Beschreibung der Manie

Bei der Beurteilung oder Diagnosestellung einer Manie geht es darum, ob es sich um einen Zustand handelt, der eine Änderung gegenüber dem früheren, üblichen Zustand ist. Ihr Ideenreichtum, ihre Kreativität macht diese Menschen sehr charismatisch und unterhaltsam. Erst in einem späteren Stadium, wenn der Rededrang (Logorrhö) zu stark wird, werden diese Menschen anstrengend und ihr Verhalten auffällig. Manchmal kann es durch die Beschleunigung des Gedankenganges auch zu einem sprunghaften Denken und in weiterer Folge zu einer sprunghaften Sprache kommen. Man spricht auch davon, dass „die Sprache dem Denken hinterherstolpert". Diese Menschen beginnen viele Dinge, führen diese aber nicht zu Ende. Sie können eine ganze Gesellschaft unterhalten und wirken oft sehr anziehend. Durch die gehobene Stimmung kommt es aber des Öfteren zu risikoreichem Verhalten. Man sorgt sich nicht oder nur wenig um die oft peinlichen oder schmerzhaften Folgen, sei es bei Geldausgaben oder bei sexuellem Verhalten. Ebenso kann durch gesteigertes Risikoverhalten vermehrter Alkoholkonsum auftreten. Der Großteil der Gesellschaft ist schon des Trinkens müde, Hypomaniker oder Maniker jedoch „vertragen mehr" und wollen weiterziehen. Diese umgangssprachliche, praktische Beschreibung der Manie ist natürlich in dieser Form in keinem der Diagnosekriterien angeführt. Auch kann das gesteigerte Risikoverhalten zu übermäßigen Geldausgaben, manchmal auch zu aggressiverem Verhalten führen wie auch zum Ausprobieren von unüblichen Dingen, unter anderem auch von Drogen. Die betroffenen Menschen merken nicht, dass sie einen beschleunigten Gedankengang, viele gute Ideen haben, dass ihre Aufmerksamkeit beeinträchtigt oder ihre Arbeitsleistung deutlich vermindert ist. Übertriebener Optimismus, Abenteuerlust, Extravaganz und erhöhte Risikobereitschaft in Verbindung mit

Reizbarkeit und Feinfühligkeit machen es Menschen in der näheren Umgebung nicht leicht, mit den Betroffenen die Situation zu besprechen. Besorgte Eltern oder Partner werden oftmals als behindernd und einschränkend erlebt. Dies führt dann häufig zu Streit in den Familien.
Immer wieder kommen Angehörige geradewegs in die Arztpraxis oder in die Krankenhausambulanz gestürmt und verlangen, dass wir als Psychiater die Menschen, die von der Familie durchaus als „krank" bezeichnet werden, „einfangen" sollen. „Den kann man doch nicht so herumlaufen lassen!" Den Angehörigen, die verständlicherweise in großer Sorge sind, ist oftmals nicht klar, dass es keine gesetzliche Handhabe gibt, außer es liegt Selbst- oder Fremdgefährdung vor. Die dem Patienten nahe stehenden Menschen sind dann oftmals enttäuscht und entwickeln eine ablehnende Haltung gegenüber der Psychiatrie, weil ihnen in dieser Krisensituation nicht geholfen wurde. Es muss allen Beteiligten klar sein, dass die Gesprächsbereitschaft mit Manikern am ehesten am frühen Beginn einer Episode gewährleistet ist. Andererseits gibt es auch Menschen mit Manien, die schon negative Erfahrungen gemacht haben und sich somit vor der Manie fast mehr fürchten als vor der Depression. Oftmals ist die Peinlichkeit und das Schamgefühl über die Dinge, die im Rahmen einer Manie gesagt oder getan worden sind, ausschlaggebend dafür, dass diese Menschen alles unternehmen, um einen erneuten Rückfall in eine manische Episode zu vermeiden. Das gesteigerte Selbstwertgefühl und die Abenteuerlust sowie die doch deutlich gesteigerte Eloquenz machen diese Menschen auch verführerisch. Dies kann sich positiv auf das Berufsleben auswirken und Erfolge mit sich ziehen. Dieser verführerische Anteil kann jedoch bei einigen auch sexuell ausgelebt werden, sodass es zu Situationen kommt, in denen Maniker sich Dinge trauen, die sie sich ohne Manie nicht einmal erträumen würden, plötzlich mehr Mut im Umgang mit dem anderen Geschlecht an den Tag legen und sich dabei nicht über die möglichen Konsequenzen für eine bestehende Beziehung im Klaren sind. Hier kann in den Familien durch frühzeitige Diagnostik und genaue Aufklärung viel Leid vermieden werden.

In der alltäglichen Diagnostik im Praxisbereich oder bei Therapeuten werden oftmals wegen der besseren Akzeptanz anstelle der eigentlichen Diagnose Depression oder Bipolare Erkrankung andere Begriffe verwendet.

Anhand des längerfristigen Krankheitsverlaufs und der Vorgeschichte ist zu entscheiden, ob der derzeitige Zustand einer Bipolaren Erkrankung zuzuordnen ist oder nicht.

Allgemeine Beschreibung der gemischten Episode

Unter „gemischt" versteht man das gleichzeitige oder rasch wechselnde Auftreten von Symptomen der Manie und der Depression.

Der Betroffene hatte wenigstens eine manische, hypomanische oder gemischte affektive Episode in der Anamnese und zeigt gegenwärtig entweder eine Mischung oder einen raschen Wechsel von manischen, hypomanischen und depressiven Symptomen (z. B. depressive Stimmung und Überaktivität und Rededrang, manische Stimmung und Größenideen mit Agitiertheit, Antriebs- und Libidoverlust). Die Überlappung der Symptome dauert zumindest zwei Wochen an (ICD-10).

Im amerikanischen Diagnosesystem, dem DSM-IV-TR, wird die gemischte Episode mit einer Dauer von nur einer Woche und dem gleichzeitigen Auftreten deutlich depressiver als auch manischer Symptome mit deutlicher sozialer Beeinträchtigung (Arbeit, Beziehungen, Krankenhausaufenthalt, psychotische Symptome) beschrieben. Dies ist eine sehr enge Sichtweise der gemischten Episode, welche zu unterschiedlichen Interpretationen von Studienergebnissen führt, je nachdem, ob die Untersuchungen in Amerika oder in Europa durchgeführt worden sind.

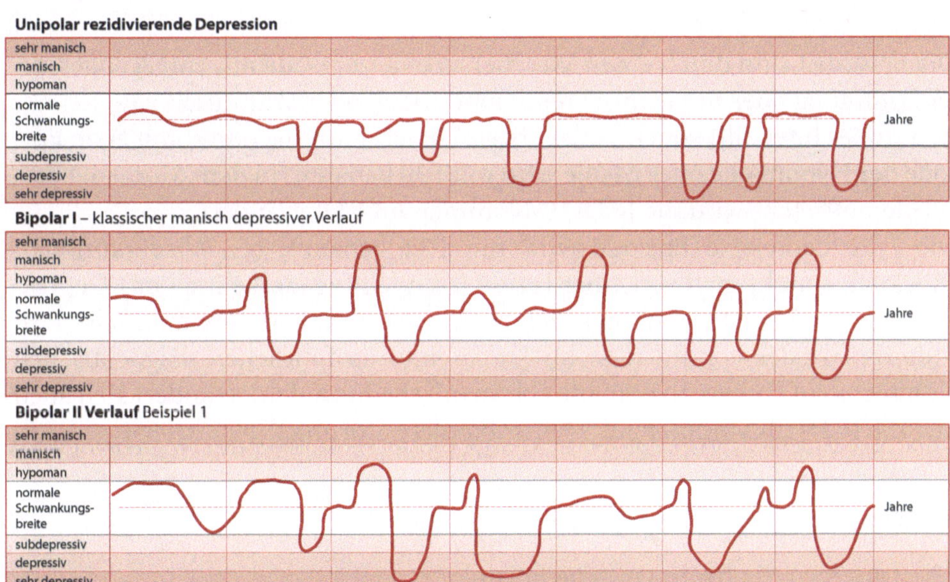

Abb. 1. Der natürliche Verlauf – verschiedene Möglichkeiten

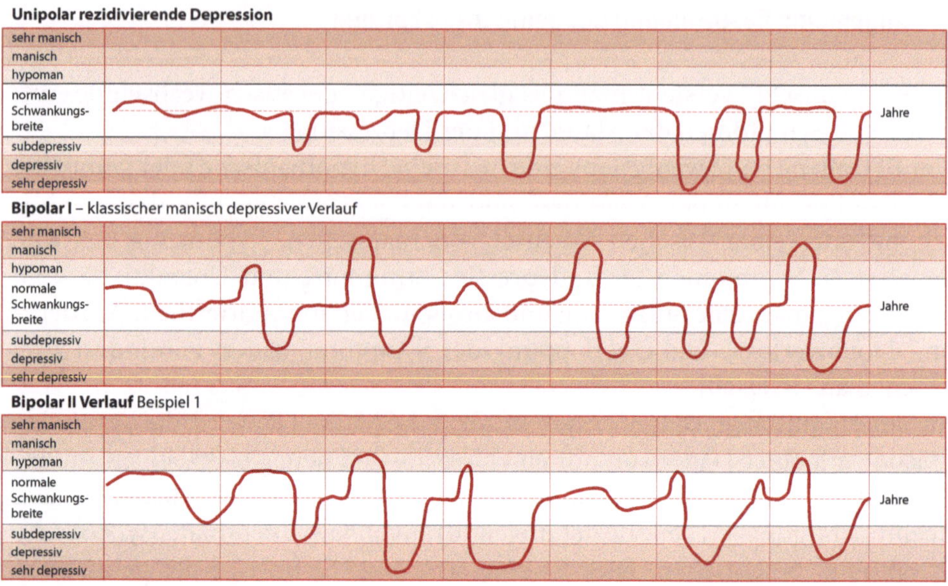

Abb. 2. Der natürliche Verlauf – verschiedene Modelle

4. Diagnostische Kriterien der bipolaren affektiven Störung nach ICD-10

Die Episoden sind durch einen Wechsel zu einer Episode mit entgegengesetzter Stimmung oder mit gemischter Symptomatik oder aber durch eine Remission (freies Intervall) voneinander abgesetzt: Die einzelne und somit erste Episode der Hypomanie oder Manie wird mit F30 benannt. In dem Moment eines Wiederauftretens wird die ICD-10-Nummer auf F31. geändert.
Die erste depressive Episode wird mit F32 benannt, bei Wiederauftreten (Rückfall) spricht man von einer rezidivierenden (wiederkehrenden) Depression und die ICD-10-Nummer ändert sich auf F33. Tritt eine manische Episode hinzu oder kommt man im Laufe eines ausführlichen diagnostischen Gesprächs auf frühere hypomanische/manische Episoden, so ändert sich auch hier die ICD-10-Nummer auf F31 für bipolare Störung.

Einteilung der bipolar effektiven Störung nach ICD-10

F31.0 gegenwärtig hypomanische Episode
F31.1 gegenwärtig manische Episode ohne psychotische Symptome
F31.2 gegenwärtig manische Episode mit psychotischen Symptomen
F31.3 gegenwärtig mittelgradige oder leichte depressive Episode
F31.4 gegenwärtig schwere depressive Episode ohne psychotische Symptome

F31.5 gegenwärtig schwere depressive Episode mit psychotischen Symptomen
F31.6 gegenwärtig gemischte Episode
F31.7 gegenwärtig remittiert
F31.8 sonstige bipolare affektive Störungen
F31.9 nicht näher bezeichnete bipolare affektive Störungen

F31.7 gegenwärtig remittiert

A: Der gegenwärtige Zustand erfüllt nicht die Kriterien für eine depressive oder manische Episode irgendeines Schweregrades oder für irgendeine andere affektive Störung.
B: In der Vorgeschichte findet sich wenigstens eine eindeutig belegte hypomanische oder manische Episode und zusätzlich mindestens eine andere affektive Episode.

F31.8 sonstige bipolare affektive Störungen

Zu dieser Restkategorie, die viel zu selten verwendet wird, gehören die **Bipolar II Störungen, kurzphasische bipolare Störungen** (eine seltene Verlaufsform, wobei es zum Vollbild von Depression und/oder Manie kommt, jedoch das Zeitkriterium von 2 Wochen nicht erfüllt ist. Diese kurzen Zyklen dauern oft nur 3–4 Tage an). Ebenso gehört in diesen Bereich das sogenannte **Rapid Cycling.**

F31.9 nicht näher bezeichnete bipolare affektive Störung

Die beiden letzten Kategorien kommen relativ häufig vor, sofern man genau diagnostiziert, werden allerdings nur selten verwendet.

Wie bereits eingangs erwähnt, passen nicht alle Patienten in die jeweiligen diagnostischen Kategorien, sodass die sogenannten Restkategorien F31.8 und F31.9 viel häufiger verwendet werden müssten. Andererseits stellen sie auch keine klare Beschreibung des Verlaufs dar, sodass für den betreuenden Arzt vieles offen bleibt. Dies ist ein klares Beispiel für die Unzulänglichkeit diagnostischer Systeme.

5. Differentialdiagnosen

F43 Reaktionen auf schwere Belastungen und Anpassungsstörungen

Hierbei handelt es sich um einen Zusammenhang zwischen einem außergewöhnlich belastenden Lebensereignis, das eine akute Belastungsreaktion her-

vorruft, oder eine besondere Veränderung im Leben, die zu einer anhaltend unangenehmen Situation geführt hat und schließlich eine Anpassungsstörung hervorruft. In der Bewertung und Verwendung dieser diagnostischen Kategorie geht es darum, dass einzig und allein das belastende Ereignis Grund und Ursache für die psychische Veränderung darstellt.
Die akute Belastungsreaktion F43.0 ist eine vorübergehende Störung von beträchtlichem Schweregrad, die sich bei einem psychisch nicht manifest gestörten Menschen als Reaktion auf eine außergewöhnliche körperliche und seelische Belastung entwickelt und im Allgemeinen innerhalb von Stunden oder Tagen abklingt.

Kommentar: Die Bedeutung dieser diagnostischen Kategorie liegt in dem außergewöhnlichem Lebensereignis und dass eben dieses Ereignis „einzig und allein" Ursache ist. Gab es bislang noch keinerlei psychische Auffälligkeiten, so ist diese Diagnose in Betracht zu ziehen. Gab es schon wiederholt Verstimmungen mit „Hochs und Tiefs", so ist eine Bipolare Erkrankung zu erwägen.

F60 spezifische Persönlichkeitsstörungen

Hier sind schwere Störungen der charakterlichen Konstitution und des Verhaltens, mehrere Bereiche der Persönlichkeit betreffend, gemeint. Die Diagnose einer Persönlichkeitsstörung ist vor dem 17. Lebensjahr wahrscheinlich unangemessen. Ein wichtiger Definitionspunkt der Persönlichkeitsstörung ist der Punkt 2 „Das auffällige Verhaltensmuster ist andauernd und gleichförmig und nicht auf Episoden psychischer Krankheiten begrenzt", das heißt also, das Beschwerdebild bleibt dann in weiterer Folge relativ stabil.

F60.3 emotional instabile Persönlichkeitsstörung

Eine Persönlichkeitsstörung mit deutlicher Tendenz, impulsiv zu handeln, ohne Berücksichtigung von Konsequenzen und mit wechselnder, instabiler Stimmung. Die Fähigkeit vorauszuplanen ist gering, und Ausbrüche intensiven Ärgers können zu oft gewalttätigem und explosivem Verhalten führen; dieses Verhalten wird leicht ausgelöst, wenn impulsive Handlungen von anderen kritisiert oder behindert werden. Zwei Erscheinungsformen dieser Persönlichkeitsstörungen können näher beschrieben werden, bei beiden finden sich Impulsivität und mangelnde Selbstkontrolle.

F60.30 impulsiver Typus

Emotionale Instabilität und mangelnde Impulskontrolle.

F60.31 Borderline-Typus

Zusätzlich zur emotional instabilen Persönlichkeit sind auch das eigene Selbstbild, Ziele und „innere Präferenzen" unklar und gestört, meist besteht ein chronisches Gefühl innerer Leere. Die Neigung zu intensiven, aber unbeständigen Beziehungen kann zu wiederholten emotionalen Krisen führen, verbunden mit übermäßigen Anstrengungen, nicht verlassen zu werden, und mit Suiziddrohungen oder selbstschädigenden Handlungen (diese können auch ohne deutlichen Auslöser vorkommen).

Kommentar: Persönlichkeitsstörungen sind per definitionem meist in der Adoleszenz beginnend und relativ gleichmäßig verlaufende psychische Erscheinungsbilder. Handelt es sich um abgesetzte Episoden oder Phasen, so ist auch ein sogenannter Bipolar II½-Verlauf oder, wenn Alkohol oder Drogen mit eine Rolle spielen, ein sogenannter Bipolar III½-Verlauf möglich (siehe Seite 31/32). Die durch den Spannungszustand hervorgerufenen selbstschädigenden Verhaltensmuster beim Borderline-Typus werden klinisch von Suizidalität im engeren Sinn oft fälschlicherweise nicht getrennt. Es können auch beide klinischen Bilder gleichzeitig vorliegen.

F25 schizoaffektive Störungen

Diese diagnostische Gruppe ist sowohl im amerikanischen als auch im System der WHO anhand der Nummerierung bei den schizophrenen Störungen angesiedelt. Bei schizoaffektiven Störungen handelt es sich um episodische Störungen, bei denen sowohl affektive als auch schizophrene Symptome in der gleichen Krankheitsphase auftreten, meistens gleichzeitig oder höchstens durch einige Tage getrennt. Schizoaffektive Störungen werden in der Forschung immer wieder als Restgruppen angesehen, welche nicht eindeutig zugeordnet werden können. In der Literatur wird immer wieder auf den episodischen Verlauf und die bessere Prognose sowie auf das äußerst positive Ansprechen auf die langfristig einzunehmenden Medikamente, ähnlich wie bei der bipolaren Störung, hingewiesen. Es ist unklar, ob es sich um eine eigene diagnostische Gruppierung oder um das gleichzeitige Auftreten beider Erkrankungen, nämlich der schizophrenen und der affektiven Erkrankung, handelt. Man unterscheidet F25.0 schizoaffektive Störung, gegenwärtig manisch, F25.1 schizoaffektive Störung, gegenwärtig depressiv und F25.2 gemischte schizoaffektive Störung. Auch hier gibt es wiederum mit F25.8 und F25.9 zwei Restgruppen. Früher hat man bei den schizoaffektiven Störungen auch noch eine Gruppe unterschieden, welche hauptsächlich schizophrene Restsymptome außerhalb der akuten Episoden beschrieb. Diese Subgruppe hat eine schlechtere Prognose als diejenigen Untergruppen, wo auch eindeutig manische und depressive Symptome vorliegen.

Kommentar: Diese diagnostische Gruppe wird deshalb immer wieder in die Nähe der Bipolaren Erkrankung gebracht, weil sie einerseits einen günstigeren Verlauf im Vergleich zur schizophrenen Erkrankung zeigt und andererseits die davon Betroffenen von Stimmungsstabilisierern relativ gut profitieren.

6. Was bedeutet Bipolar I bis VI?

Das Wort „bipolar" bedeutet nichts anderes, als dass im Laufe der Erkrankung beide Pole, nämlich sowohl depressiv als auch manisch, vorkommen. Untersuchungen der letzten Jahre zeigten jedoch, dass aufgrund der Vielfältigkeit im Erscheinungsbild diese Unterteilung nicht ausreicht. Jules Angst hat als einer der Ersten die Diagnostik von DSM-IV-TR und ICD-10 im Sinne einer genaueren Einteilung weiterentwickelt, wobei auch Stimmungsschwankungen mit krankhaftem Charakter miterfasst wurden. Ebenso wurden diese Untergruppierungen Bipolarer Erkrankung unter anderem von Eli Hantouche in Frankreich, Stefano Pini in Italien und Hagop Akiskal in den USA beschrieben.

Akiskal wies im Besonderen darauf hin, dass das amerikanische Klassifikationssystem DSM-IV-TR der Diagnostik von Stimmungsschwankungen nicht gerecht wird.

Laut DSM-IV-TR gibt es nur die Einteilung Bipolar I, II, nicht näher beschrieben und zyklothyme Erkrankung. Daher empfiehlt Akiskal, dem Typ I (Vollbild einer Manie und Vollbild einer Depression während des gesamten Krankheitsverlaufs) und dem Typ II (Vollbild einer Depression und Vollbild einer hypomanischen Episode während des gesamten Krankheitsverlaufs) noch weitere Typen hinzuzufügen. Er bezeichnet diese Unterteilung als *klinisches Spektrum.*

Bipolar I

Unter einem klassischen Bipolar I-Verlauf (bisher als manisch-depressives Krankheitsgeschehen bezeichnet) versteht man die *Manie in ihrem Vollbild im Wechsel mit mittelschweren und schweren depressiven Episoden.* Bei der Manie steht die euphorische Stimmungslage im Vordergrund, welche bei ausgeprägtem Schweregrad auch mit psychotischen Symptomen einhergehen kann. Vor allem bei psychotischer Manie ist die Stimmungslage oftmals nicht nur rein euphorisch, sondern *dysphorisch* (gereizt) oder auch gemischt, das heißt, es liegen gleichzeitig manische und depressive Elemente vor.

Bipolar II

Diese Verlaufsform wurde bereits 1976 von Dunner und Mitarbeitern beschrieben. *Unter Bipolar II versteht man das Auftreten von zumindest einer hypomanen Episode und depressiven Episoden.* Bei diesem Verlaufstyp macht sich die Depression vorrangig durch Energielosigkeit bemerkbar (siehe atypische Depression), die hypomanen Phasen können vorher oder direkt im Anschluss daran auftreten.

Die hypomanen Episoden werden von den Betroffenen meist als sehr angenehm erlebt und rückblickend oft nicht als Krankheitsphase empfunden. Sie sind aber ein Charakteristikum für diesen Verlaufstyp.

Die Umwelt zeigt sich von diesen Menschen beeindruckt: Sie sind glänzende Unterhalter, von sonnigem Gemüt, sie strahlen Lebensfreude und Optimismus aus. Häufig sind sie auch sexuell aktiv bis hin zur Hemmungslosigkeit. Über lange Zeitspannen können sie beruflich sehr erfolgreich sein, sie imponieren durch ständig neue Projekte sowohl geschäftlich als auch privat. Trotz des übersteigerten Tatendrangs benötigen sie oft nur wenig Schlaf, ohne sich erschöpft zu fühlen. Diese hypomanen Phasen können Tage bis Wochen andauern bis hin zu einem sehr langen Zeitraum.

Bipolar II½

Diese Kategorie wurde Untersuchungen in der Allgemeinbevölkerung in Zürich und Italien zufolge vorgeschlagen. Die Besonderheit dieses Typus liegt darin, dass zwar deutliche Depressionen und leichte Hypomanien mit Irritierbarkeit vorliegen, *jedoch ist das sogenannte „freie Intervall“ nicht wirklich „frei“ von Symptomen oder Beschwerden.*

Auch außerhalb der depressiven oder hypomanen Phasen besteht eine doch auffällige Instabilität der Stimmungslage. Die Fachliteratur weist darauf hin, dass gerade dieser Typus nach amerikanischen Kriterien auch leicht als Borderline-Persönlichkeitsstörung diagnostiziert werden könnte (siehe Seite 28/29). Bei dieser Verlaufsform werden Untersuchungen zufolge neben den deutlich depressiven Episoden auch Paniksymptome und soziale Ängste – die der sozialen Phobie gleichen – beschrieben. *Wichtig ist diese Unterscheidung deswegen, weil gerade diese Patientengruppe oftmals Anzeichen von Suizidalität zeigt.* Weiters gibt es mittlerweile eine genetische Studie, welche diesen sogenannten Bipolar II½-Typus mit Panikattacken als genetische Untergruppe definiert.

Bipolar III

Diese Gruppe wird erst hypoman, wenn es im Rahmen der Depressionsbehandlung durch Antidepressiva, Elektroheilkrampftherapie, Schlafentzugsbehandlung oder Lichttherapie zu kurzen hypomanen oder, wie es in der Fachwelt heißt, „Nachschwankungen" kommt. Auch bei dieser Gruppe findet man oftmals in der Familie ein gehäuftes Auftreten Bipolarer Erkrankungen.

Bipolar III½

Bei dieser Untergruppe wechseln Erregtheit und leichte Depression ab, und das besondere Merkmal ist ein *gehäufter Alkohol- oder Drogenmissbrauch* (siehe Seite 11). Besonders in den Anfängen ist es oftmals schwierig zu unterscheiden, ob der Patient mehr ein Suchtproblem hat oder eher der Bipolaren Erkrankung zuzuordnen ist. Untersuchungen hinsichtlich der medikamentösen Therapie haben gezeigt, dass besonders Antikonvulsiva (siehe Seite 139/Tabelle 5) für die Betroffenen eine große Hilfe darstellen.

Bipolar IV

Hier wechseln sich depressive Episoden mit einem hyperthymen Temperament ab. Der Krankheitsbeginn ist oft relativ spät, also nach dem 50. Lebensjahr. Die depressiven Episoden sind hauptsächlich gekennzeichnet durch Antriebs- und Energielosigkeit (siehe atypische Depression). Die Besonderheit liegt darin, dass Antidepressiva oft nur ungenügend ansprechen. Da diese Menschen das hyperthyme, extrovertierte Verhalten als ihre Grundstimmung kennen, leiden sie stark unter der Differenz zwischen dem „normalen" hyperthymen Zustand und der Depression. Auch hier besteht eine erhöhte Neigung zu Suizidhandlungen, da diese Kluft zwischen dem „Normalbefinden" und der Depression als besonders stark erlebt wird. In dieser Gruppe ist das hyperthyme Temperament nicht episodenhaft wie bei der Hypomanie, sondern ein Wesenszug der Person. Diese Patientengruppe könnte nach dem amerikanischen Diagnosesystem als narzisstische Persönlichkeitsstörung diagnostiziert werden. Dies ist jedoch eine Frage der Sichtweise, und man sollte eine Hilfestellung durch Lithium in Erwägung ziehen, vor allem weil dann Antidepressiva besser ansprechen.

Bipolar V

Neuerdings zählt man zwei weitere Gruppen hinzu, da die oben angeführten Untersuchungen in der Allgemeinbevölkerung, welche beide über einen längeren Zeitraum durchgeführt worden sind, ergaben, dass es eine Patientengruppe gibt, *die vom Erscheinungsbild her unipolar ist, also rein depressiv im bisherigen Krankheitsverlauf. Es zeigte sich jedoch, dass sich in deren Familien gehäuft bipolar Erkrankte finden. Diese Gruppe zeichnet sich durch ein häufiges Wiederkehren depressiver Episoden trotz medikamentöser Therapie mit Antidepressiva aus.* Um eine Abschwächung des Verlaufs oder gar völlige Verhinderung eines Rückfalls zu erzielen, bedarf es zusätzlich eines Stimmungsstabilisators wie Lamotrigin oder Lithium. Nur durch alleinige Gabe von Antidepressiva wird nicht immer ein ausreichender Schutz erreicht.

Bipolar VI

Hier handelt es sich um eine Gruppe von bipolaren Patienten, welche *frühzeitig eine Demenz* entwickeln. Diese Patienten sprechen relativ schlecht auf Antidepressiva an beziehungsweise verschlechtern diese sogar das Zustandsbild. Auch hier sollte die Gabe von Stimmungsstabilisierern wie zum Beispiel Valproinsäure in Erwägung gezogen werden.

Dieses *Konzept der klinischen Subtypen,* welches seit mehr als vier Jahrzehnten in der Fachliteratur kursiert, ist immer wieder Gegenstand heftiger Diskussionen. Einerseits wird kritisiert, dass es zu einem Überdiagnostizieren Bipolarer Erkrankungen kommt und der medikamentösen Behandlung ein Übergewicht eingeräumt wird. Dem gegenüber stehen jedoch unzählige Untersuchungen von langjährigen Experten auf dem Gebiet der Bipolar-Forschung und neuerdings auch aus dem Bereich der Genetik, worin die einzelnen Untergruppen gut abgegrenzt werden konnten. Auch für Betroffene ist diese Fachdiskussion nicht unwichtig, da oftmals Empfehlungen anhand von „Glaubensrichtungen“ ausgesprochen werden. Unseres Erachtens sollte am Beginn einer Behandlung neben genauer Diagnostik und Aufklärung über sämtliche Therapiemöglichkeiten auch dieses Wissen mitberücksichtigt werden.

Denn sowohl in der Forschung als auch für jeden einzelnen Betroffenen und dessen Familie ist der weitere Krankheitsverlauf möglicherweise die beste Überprüfung, ob es sich tatsächlich um einen Verlaufstypus der Bipolaren Erkrankung handelt.

Hier bestätigt sich auch wieder die Wichtigkeit von Patiententagebüchern. Anhand täglicher Aufzeichnungen können die Betroffenen selbst all diese möglichen Verlaufsformen beschreiben. Es ist nicht wesentlich, ob die biologisch orientierte Einteilung die richtige ist oder mehr die psychodynamische oder lerntheoretische Theorie verfolgt werden soll, sondern unseres Erachtens ist die Zusammenschau für die Betroffenen die sinnvollste Vorgangsweise. Gerade

Jugendliche mit häufigen Stimmungsschwankungen leiden unter Ängsten, haben später oft Alkohol- und Drogenprobleme. Die Stimmungsschwankungen wirken sich negativ auf die Persönlichkeitsentwicklung und den Reifungsprozess der Betroffenen aus, wodurch auch die sozialen Beziehungen zu ihren Mitmenschen beeinträchtigt werden. Hier empfiehlt sich im Besonderen eine zusätzliche psychotherapeutische Behandlung. Die Erfahrungen aus Spezialambulanzen und dem stationären Bereich zeigen jedoch, dass viele der Betroffenen schon eine Vielzahl an Behandlungsformen wie Antidepressiva, Psychotherapie und unzählige Alternativmethoden versucht haben, trotzdem führte nichts davon zu einer ausreichenden Stabilisierung. Immer wieder trifft man Patienten, welche von Psychotherapie enttäuscht wurden, da sie nach jahrelanger Therapie weiterhin depressive oder manische Episoden haben und mitunter auch ein Krankenhausaufenthalt nötig ist. Es ist nicht immer einfach, diese Patienten zu motivieren, basierend auf einer stimmungsstabilisierenden Medikation erneut eine spezifische Psychotherapie zu beginnen, da die Negativerfahrung natürlich ein hemmendes Vorurteil darstellt. Konkret empfehlen wir Menschen mit solchen Vorerfahrungen die Einstellung auf einen Stimmungsstabilisierer, die Teilnahme an einer Psychoedukationsgruppe und dann, nach Stabilisierung und einem weiteren Beratungsgespräch, eine Psychotherapie.

Basierend auf dieser Sichtweise wird von den genannten Spezialisten darauf hingewiesen, dass die Häufigkeit von Stimmungsschwankungen weit höher ist als bislang mit dem engen Bipolar-I-Konzept angenommen.

Epidemiologische Untersuchungen (Befragung großer Stichproben aus der Allgemeinbevölkerung nach dem Auftreten von Stimmungsschwankungen mit gewissen Schweregraden) aus mehreren Ländern zeigen eine Häufigkeit dieser Stimmungsschwankungen von bis zu 25 %! Das heißt nicht, dass alle krank sind oder gleich einer Behandlung bedürfen, aber es heißt ganz sicher, dass wir dieses Problem nicht ernst genug nehmen.

Abschließend ist zu diesem Konzept zu bemerken, dass sich manche Patienten, sei es bei Vorträgen, sei es aus Beschreibungen aus dem Internet, ganz genau wiederfinden. Diese Patienten gehen zum Arzt oder Therapeuten und fragen, „Bin ich nicht eigentlich bipolar?", und werden manchmal nur belächelt, oder ein Arzt fragt: „Haben Sie manische Einkäufe gemacht?" Die Patienten verneinen, „Ja, dann ist es keine Bipolare Erkrankung" – die Patienten sind verunsichert, und die unvollständige Behandlung läuft weiter …

Für die Zukunft ist gerade in diesem Bereich eine genaue und gezielte Forschung notwenig, um diese Untergruppierungen exakt beschreiben und validieren (das Überprüfen einer gegeben Behauptung auf ihre Korrektheit hin) zu können.

Vor allem die diesbezüglichen Medikamentenempfehlungen entstammen der klinischen Erfahrung und sind noch nicht durch kontrollierte Studien belegt.

7. Sonderformen/Begriffe

Winterdepression

Unter der Winterdepression oder Seasonal Affective Disorder (SAD) versteht man eine Depression, die bevorzugt im Winter und Herbst auftritt. Diese ist oftmals mit einem erhöhten Schlafbedürfnis (über 10 Stunden), mit Heißhungerattacken und Gewichtszunahme sowie extremer Tagesmüdigkeit verbunden. Eine Winterdepression kann durchaus Teil eines bipolaren Krankheitsverlaufs sein, vor allem wenn zu anderen Jahreszeiten eindeutige Stimmungshochs vorliegen.

Burnout

Das Burnout ist keine psychiatrische Diagnose im herkömmlichen Sinn, sondern Ausdruck einer lang andauernden Stressreaktion. Das Wort „Burnout" hat im deutschen Sprachraum eine etwas andere Bedeutung als in der Forschung. Ursprünglich war dieser Begriff im Pflegeberuf tätigen Menschen vorbehalten, er wurde später auf Lehrer, Sozialarbeiter, Manager und schlussendlich auf „jedermann" ausgedehnt. Stetiges soziales Engagement, ständiges „für die anderen da sein" führt zum „Ausbrennen". Die Folgen sind chronische Erschöpfung und sozialer Rückzug. Innere Leere und Gefühllosigkeit sind möglicherweise auch Symptome einer Depression. Gerade bei Pflegepersonen und Medizinern, welche sich nicht eingestehen, dass sie eine depressive Episode durchmachen, wird der Ausdruck Burnout viel leichter akzeptiert. Er ist auch Ausdruck dafür, dass man viele Nachtdienste gemacht und hart gearbeitet hat. Dieser Ausdruck ist nur leider irreführend, da die Betroffenen sich mit dem Gesamtverlauf nicht wirklich auseinandersetzen.

Chronic fatigue syndrom

Das Chronic fatigue syndrom / chronische Müdigkeitssyndrom wird bei einer seit über 6 Monaten bestehenden gesteigerten Ermüdbarkeit mit körperlichen

Beschwerden, jedoch ohne organische Ursache, diagnostiziert. Eine länger dauernde typisch depressive Episode sollte bei dieser Diagnosestellung unbedingt ausgeschlossen werden.

Atypische Depression

Unter einer atypischen Depression versteht man eine Sonderform der Depression, wie sie gehäuft bei der oben erwähnten Winterdepression vorkommt, wobei ein erhöhtes Schlafbedürfnis, gesteigerte Ermüdbarkeit, Heißhungerattacken und Gewichtszunahme im Vordergrund stehen. Sie kann durchaus Teil der Bipolaren Erkrankung sein, vor allem beim Bipolar II-Verlauf.

Altersdepression

Die Altersdepression (Involutionsdepression) ist eine nach dem 45. Lebensjahr erstmalig auftretende Depression, häufig verbunden mit Verlusterlebnissen, körperlichen Erkrankungen, Frühpensionierung oder bei Frauen auch im Rahmen der Menopause. Diese Depressionsform wird häufig auch als „agitierte Depression“, das heißt mit starker innerer Unruhe und Angetriebenheit, beschrieben. In einigen Ländern ist auch die Diagnose „larvierte“ oder „markierte“ Depression üblich. Hierbei werden vordergründig körperliche Missempfindungen oder Schmerzsyndrome geschildert.

Wochenbettdepression

Mit der Wochenbettdepression (Laktationspsychose) sind Depressions- oder Psychoseformen gemeint, welche relativ kurz nach der Entbindung auftreten (die Forschung berücksichtigt 12 Monate nach der Entbindung!). Nicht selten ist dies der Beginn eines manisch-depressiven Krankheitsgeschehens, bzw. man sollte bei Familien, wo eine Wochenbettdepression bekannt ist, mit den Betroffenen schon vorher ein Gespräch führen, sodass der Beginn sofort erkannt und behandelt werden kann. Viele Frauen (bis zu 20 %) erleiden im ersten Jahr nach der Entbindung ein depressives Syndrom, welches oftmals nicht diagnostiziert wird, da die Situation anhand der veränderten Lebenssituation oder der hormonellen Umstellung gedeutet wird und eine entsprechende Beratung leider nicht erfolgt. Auch hier sollten der bisherige Verlauf sowie die mögliche familiäre Belastung abgeklärt und mit den betroffenen Personen genau besprochen werden.

Bei all diesen erwähnten Formen muss unbedingt eine genaue Diagnostik zum Ausschluss einer typisch depressiven Episode beziehungsweise eines bipolaren

Krankheitsgeschehens getroffen werden. Man hilft den Betroffenen nicht durch eine „freundliche" Diagnose, da die weiteren Folgen durch den Wechsel der Stimmungslage doch beträchtlich sein können.

IV DER WEITERE VERLAUF

oder: „Die Episoden wiederholen sich"

1. Die Episoden wiederholen sich

Wird nun erstmalig eine Depression oder Manie diagnostiziert, sagt dies noch zu wenig über den weiteren Verlauf aus.
Bei einer Manie mit voll ausgeprägten Symptomen spricht man bereits, in Anlehnung an amerikanische Gepflogenheiten, von einem „bipolaren Verlauf". Grund hierfür ist die extrem hohe Wahrscheinlichkeit, dass irgendwann im Lauf der nächsten Monate oder Jahre ein Rückfall auftritt. Dieses rhythmische Wiederauftreten oder die Zirkularität wurde schon in der Zeit der Antike beobachtet. Auch Emil Kraepelin (1900) hat dies in seinen Krankengeschichten und Lehrbüchern beschrieben. In einer Zeit, als für die Behandlung psychischer Erkrankungen noch keinerlei Medikamente zur Verfügung standen, zeigten depressive oder manische Episoden eine relativ lange Verlaufsdauer und waren mit einem hohen Rückfallrisiko verbunden. Hier geht es wohlgemerkt um depressive oder manische Episoden mit stark ausgeprägten Symptomen.

Die gesamte ältere Literatur bezieht sich auf Krankenhauspatienten, im Gegensatz zu heute, wo das Hauptaugenmerk auf ambulante Patienten und deren Probleme im Alltag gelegt wird.

Immer wieder ist zu hören, dass Patienten alleine mit Psychotherapie oder nur einem Antidepressivum völlig gesund geworden sind.
Es aus „eigener Kraft" geschafft zu haben ist jedoch kein Wunder, sondern entspricht dem natürlichen Krankheitsverlauf der Bipolaren Erkrankung. Jede Episode hat einen Anfang und ein Ende. Es geht nicht um die einjährige Behandlung, sondern um den deutlich längeren Verlauf durch das Wiederauftreten, der manche Menschen bis ins hohe Alter begleitet. Depressive Episoden dauern bei unipolarem Verlauf im Median 5,4 Monate, bei bipolarem Verlauf im Median 4,3 Monate. Bei bipolarem Verlauf sind die depressiven Episoden somit kürzer. Die Spannbreite erstreckt sich von einigen Tagen oder Wochen bis hin zu vielen Monaten.
In der Literatur gibt es eine Fülle von Angaben über die Dauer und über die Häufigkeit von depressiven oder manischen Episoden. Wir persönlich schätzen den Ausdruck Schulmedizin nicht besonders. Wir leben eher in einer „Mittelwertsmedizin", da die meisten Empfehlungen in der Medizin auf Un-

tersuchungen größerer Personengruppen aufbauen und jeweils Mittelwerte bestimmt werden. Abweichungen vom Durchschnitt jedoch werden hierbei zu wenig berücksichtigt!

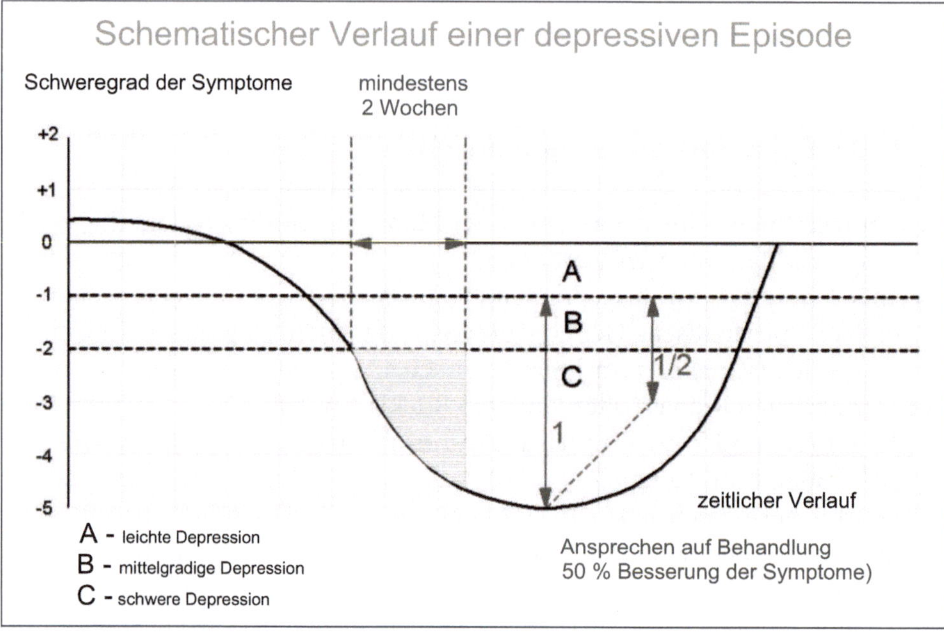

Abb. 3. Schematische Darstellung einer depressiven Episode

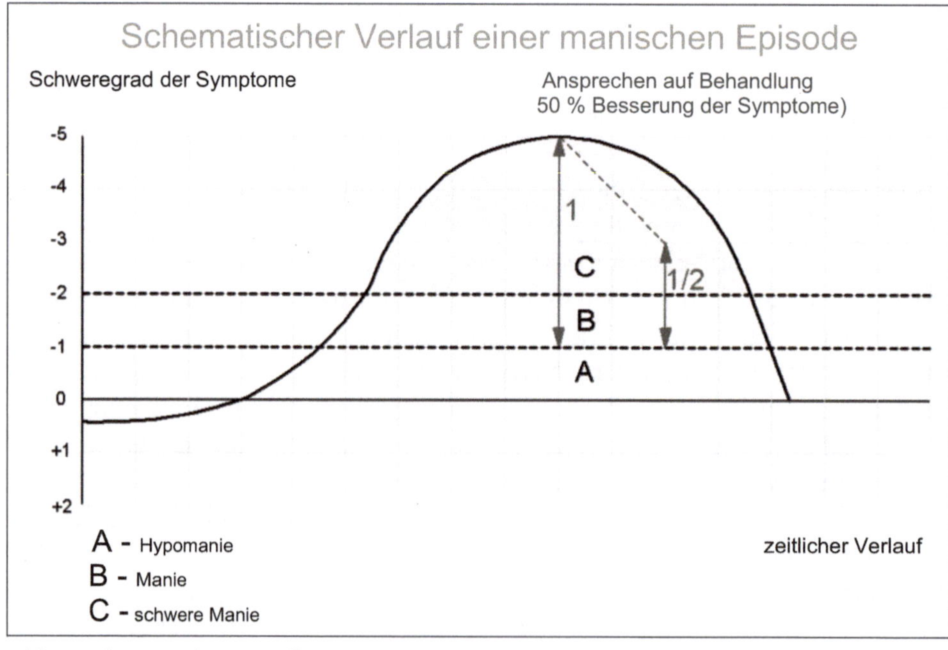

Abb. 4. Schematische Darstellung einer manischen Episode

2. Das „freie Intervall"

Kraepelin sah im sogenannten „freien Intervall", also in der völligen Beschwerdefreiheit zwischen den Phasen bei der manisch-depressiven Erkrankung, den eigentlichen Unterschied zur Schizophrenie. Diese beschrieb er als „chronisch-progredient", sich kontinuierlich verschlechternd. Allerdings stellte man im Laufe der Zeit fest, dass bei der Bipolaren Erkrankung gewisse Restsymptome auch außerhalb der Episoden fortbestehen können.
Immerhin beklagen 20–50 % aller Betroffenen leichte Veränderungen der Stimmungslage oder kognitive Defizite, also Beeinträchtigung von Konzentration und Merkfähigkeit. Häufig bleibt sogar die Arbeitsfähigkeit in Frage gestellt. Mehr als 50 % aller bipolar Erkrankten sind nicht in den Arbeitsprozess eingegliedert.
Nicht alle Patienten haben ein wirklich symptomfreies Intervall. Manchmal ist das Wohlbefinden nur ein relatives, man hat sich an den Zustand „gewöhnt", die schlimmste Phase ist vorüber und die Zeit davor vergessen.
Dies kann mit einer der vielen Gründe sein, warum Psychotherapie frühzeitig beendet oder ein Medikament zur Gänze abgesetzt wird. In dieser Zeit der relativen psychischen Gesundheit wird keine Notwendigkeit gesehen, sich einer Therapie zu unterziehen.
Insgesamt ist der weitere Krankheitsverlauf in der Regel geprägt von immer wiederkehrenden manischen, depressiven oder gemischten Episoden.
Dabei ist das Auftreten von depressiven Episoden weitaus wahrscheinlicher, wenn Restsymptome vorliegen. Vor allem dauern die depressiven Episoden üblicherweise deutlich länger in Relation zu den manischen Episoden. Einige wenige haben in ihrem Verlauf rein manische Phasen und kennen den depressiven Pol überhaupt nicht.
In jungen Jahren stehen oft nur leichte Veränderungen der Stimmungsschwankungen im Vordergrund. Der Rhythmus der sich wiederholenden Phasen kann sich von Mensch zu Mensch deutlich unterscheiden. Manche Menschen erleben innerhalb eines Jahres mehrere Episoden von jeweils kurzer Dauer, andere wiederum haben zwischen den Episoden „freie Intervalle" über eine Zeitspanne von ein bis zwei oder sogar mehreren Jahren.

3. Verlauf ohne Behandlung

Was passiert weiter ohne medikamentöse Behandlung?
Der weitere Krankheitsverlauf ohne medikamentöse Behandlung kann von Mensch zu Mensch sehr unterschiedlich sein. Nur ein geringer Prozentsatz, nämlich 5–10 %, erlebt keine weiteren Episoden, beziehungsweise können bis zur nächsten Episode manchmal Jahrzehnte dazwischenliegen. Der Großteil

jedoch unterliegt der Interaktion mit dem Alltag. Aus Unwissenheit begeben sich viele von Stimmungsschwankungen Betroffene unreflektiert in Stresssituationen. Neue Krankheitsepisoden können dadurch ausgelöst werden.

Schon vor vielen Jahren stellten Paul Grof und Mogens Schou fest, dass die beste Vorhersage für den weiteren Verlauf der bisherige Verlauf ermöglicht.

Hierzu sei noch bemerkt, dass es auch Menschen gibt, bei denen die Erkrankung in weiterer Folge einen beschleunigten Verlauf nimmt, dass heißt, sie machen vermehrt manische wie auch depressive Episoden durch. Dies ist vor allem dann der Fall, wenn sie bestimmte Antidepressiva, zum Beispiel „Tricyclika", verabreicht bekommen.

4. Besonderheiten im Verlauf

Der weitere Verlauf kann sich für die jeweils Betroffenen sehr unterschiedlich darstellen.
Die Episoden können sich in Intensität, das heißt im Schweregrad der Veränderung der Stimmungslage, als auch in der Anzahl im Lauf des Lebens völlig unterscheiden.
Manische oder depressive Phasen können sich lediglich auf das soziale Erleben auswirken, aber auch einen Krankenhausaufenthalt zur Folge haben.

„Was ist los mit mir?" oder: Der lange Weg zu Diagnose und Behandlung
Der jetzt 25-jährige Patient wird vom Allgemeinmediziner mit der Diagnose „schwere Depression" erstmalig an die Psychiatrische Abteilung zur stationären Aufnahme zugewiesen. Er arbeitet als Angestellter in einer Speditionsfirma, ist jedoch wegen chronischer Kopfschmerzen, deretwegen er schon mehrmals durchuntersucht wurde, seit zwei Wochen im Krankenstand.
Seit mehr als einem Monat bestehen außerdem massive Ein- und Durchschlafstörungen. Seine Lebensgefährtin, die ihn begleitet, beklagt, dass er sich sehr zurückgezogen hätte, an den Wochenenden würden sie kaum noch etwas unternehmen, sein Verhalten ihr gegenüber hätte sich auffällig verändert, er sei immer sehr unwirsch und würde nur noch in den Fernseher starren.
Zur Vorgeschichte: Der Patient stammt aus einer angesehenen Juristenfamilie, ist das jüngste von drei Geschwistern, er sei ein äußerst lebhaftes Kind gewesen, immer zu Streichen aufgelegt. Erstmals auffällig wurde er im Alter von 15 Jahren, als er plötzlich begann, die Schule zu schwänzen, sich mit Freunden „herumzutreiben". Die Familie führte dies auf eine „schwierige pubertäre Phase" zurück.
Kurz vor der Matura kam es abermals zu einer leichteren depressiven Episode, die sich hauptsächlich als Konzentrations- und Merkfähigkeitsstörungen bemerkbar machte. Der Patient litt an schweren Versagensängsten, diese wurden durch den von seiner Familie vorgegebenen Leistungsdruck verstärkt, sodass er schließlich das letzte Schuljahr wiederholen musste.

Mit 20 verlief sein Leben wieder in geordneten Bahnen, er begann ein Jusstudium, hatte zu dieser Zeit auch eine stabile Beziehung.
Mit 22 brach er das Studium ab, nachdem er die letzten 2–3 Monate wieder an depressiver Verstimmung und Antriebslosigkeit gelitten hatte. Er konnte wegen starker Ängste nicht zu den Prüfungen antreten, verbrachte die Tage zumeist im Bett, zog sich von seinen Freunden weitgehend zurück. Schließlich scheiterte auch seine Beziehung.
Nachdem er sich beruflich neu orientierte, zeigte sein Leben wieder einen deutlichen Aufschwung: Er hatte viele Pläne gleichzeitig, machte unzählige neue Bekanntschaften. In dieser Zeit fühlte er sich sehr selbstsicher, ging viel aus und konsumierte auch deutlich mehr Alkohol. In dieser hypomanen Phase lernte er auch seine jetzige Lebensgefährtin kennen, die er durch sein charismatisches, vor Energie sprühendes Wesen beeindruckte.
Nach einem erneuten Jobwechsel vor einem halben Jahr ist nun erstmals eine schwere depressive Episode aufgetreten, die zu einem ersten Krankenhausaufenthalt führte.

So zum Beispiel gibt es Patienten, welche im Kindesalter erste Symptome in Richtung Depression oder Manie aufweisen, die Symptome wiederholen sich in der Zeit der Pubertät. Im frühen Erwachsenenalter tritt nochmals eine leichte Episode auf, welche möglicherweise als „Reifungskrise" oder Widerstand gegen den eingeschlagenen Berufsweg interpretiert wird. Um das 30. Lebensjahr kann sich erstmals eine schwere depressive Episode manifestieren. Erst wenn man diese jeweils getrennt aussehenden Lebensphasen im Zusammenhang betrachtet, wird der bipolare Krankheitsverlauf ersichtlich. Typisch hierfür wäre auch der beschleunigte Verlauf: Die Episoden werden von Mal zu Mal heftiger, nehmen also an Intensität zu, und treten auch in immer kürzeren Abständen auf. Dieses Phänomen kann sich auch weiter fortsetzen, das heißt, trotz zunächst erfolgreicher Behandlung kann es innerhalb der nächsten zwei Jahre zu einem schweren Rückfall kommen. Sind depressive Symptome im Vordergrund, wird häufig eine „rezidivierende" (= wiederkehrende) Depression diagnostiziert. Mittlerweile ist aber gut bekannt, dass unter dem Einsatz bestimmter Antidepressiva dieser Verlauf zusätzlich beschleunigt („akzeleriert") werden kann. Von entscheidender Bedeutung, um die Erkrankung richtig diagnostizieren und behandeln zu können, ist daher die gezielte Frage, ob es je im Leben Tage oder Wochen mit gehobener, euphorischer Stimmung, vermindertem Schlafbedürfnis, risikofreudigem Verhalten oder vor allem Überaktivität gegeben hat.
Ist dies tatsächlich der Fall, sollte von der Behandlung mit gewissen Antidepressiva Abstand genommen werden. Hier empfiehlt es sich, eine Spezialambulanz aufzusuchen.
Die genaue Diagnosefindung ist für den geschulten Facharzt wesentlich leichter, wenn der Betroffene, im Idealfall auch mit Hilfe der nächsten Angehörigen, versucht, sämtliche Stimmungsschwankungen im Laufe des Lebens auf einem Blatt Papier darzustellen (sogenannter Phasenkalender/„life-chart"). Oft kann man

am Beginn oder kurz vor dem Auftreten von Episoden wichtige, einschneidende Lebensereignisse feststellen. Hierzu zählen Todesfälle, Übersiedelungen, Verlust des Arbeitsplatzes, Überlastungen, Geburt eines Kindes, zwischenmenschliche Konflikte, Scheitern einer Beziehung, aber auch Verliebtheit. Häufig erinnern sich Patienten nur an diejenigen Episoden, welche in unmittelbarem Zusammenhang mit solch einem einschneidenden Erlebnis auftraten.

Die Kunst für den speziell geschulten Psychiater liegt darin, hier besonders genau nachzufragen, ob die Probleme in Beruf oder Partnerschaft vor Beginn der Episode aufgetreten sind oder bereits Ausdruck von veränderter Stimmungslage und Konzentrationsfähigkeit waren.

Konzentrationsstörungen durch Manie oder Depression können die Situation am Arbeitsplatz belasten. Depressive Verstimmung kann eine Beziehung ebenfalls belasten und unter Umständen sogar zur Trennung führen. Betroffene sehen oft im Nachhinein die Ursache der Depression im Scheitern der Beziehung. Todesfälle werden in Phasen der Hypomanie oft nicht registriert, später stellen sich dann Schuldgefühle ein.
Sieht man genauer hin, findet man häufig depressive Episoden, welche scheinbar grundlos, aus innerem Wohlbefinden heraus, aufgetreten sind. (In früheren Zeiten gab es hierfür den Ausdruck „endogene Depression", also „von innen heraus".) Um festzustellen, ob zum Beispiel eine Beziehungskrise erst durch depressive Symptome ausgelöst wurde oder umgekehrt, erweist sich ebenfalls ein Phasenkalender als sehr aufschlussreich.

Rapid Cycling

Als besondere Verlaufsform sei noch das *Rapid Cycling* erwähnt. Dieses Phänomen der „raschen Zyklen" beschreibt das Auftreten von mindestens vier Episoden innerhalb eines Jahres, wovon mindestens eine hypomanisch oder manisch ist. Es handelt sich hierbei um kein eigenständiges Krankheitsbild, sondern eben um diese besondere Verlaufsform, welche im Rahmen eines manisch-depressiven Krankheitsbildes über einen gewissen Zeitraum vorkommen kann. „Rapid Cycling" gestaltet sich etwas schwierig in der Behandlung, weswegen davon Betroffene unbedingt in einer Spezialambulanz behandelt werden sollten, zumal auch bestimmte Medikamente sich als unzureichend erwiesen haben.

„Der Widerspenstigen Zähmung"
Die Patientin erkrankte im 15. Lebensjahr erstmals an einer Depression, welche nicht behandelt worden ist. Der Bruder der Patienten verstarb ihm Rahmen eines Autounfalls, wobei die Ursachen unklar blieben, sodass ein Autounfall im Rahmen einer suizidalen Handlung nicht

auszuschließen ist. Im 31. Lebensjahr wurde die Patientin erstmals an einer Neurologischen Abteilung und im Anschluss in einem Psychiatrischen Krankenhaus wegen Manie und später Depression aufgenommen. Die Patientin erhielt Lithiumcarbonat, welches sie nach zwei Jahren selbständig absetzte. Zwei Jahre später kam es zur mittlerweile 4. schweren Episode der Bipolaren Erkrankung. Im selben Jahr kam es erneut zu einer manisch-psychotischen Episode, da die Patientin erneut ihre Medikation abgesetzt hatte. Zwei Jahre später kam es wiederholt zum Absetzen der Medikation mit einem Rückfall und der Aufnahme in einem Psychiatrischen Krankenhaus. Die Patientin wurde dann an unsere Abteilung übernommen. Im darauffolgenden Jahr kam es zu weiteren schweren manisch-psychotischen Episoden und einem raschen Wechsel derselben, welche immer wieder Krankenhausaufnahmen erforderten, die Patientin war nicht bereit, die besprochenen Medikamente einzunehmen. Da 5 Episoden innerhalb eines Jahres und ein rascher Wechsel der Episoden aufgetreten waren, wurde für diesen Zeitraum die Diagnose Rapid Cycling gestellt. Erst nach dem zweimaligen Durchlaufen eines psychoedukativen Programms und intensiver Einzeltherapie – wobei es hierbei um das Thema der Akzeptanz der Erkrankung und die Schuldgefühle gegenüber dem Tod des Bruders ging – änderte sich das Verhalten im Umgang mit der Erkrankung. Von Seiten des Arbeitgebers und der Patientin selbst wurde eine Frühpensionierung aus Krankheitsgründen in Erwägung gezogen. Ich weigerte mich damals, dieses Vorhaben zu unterstützen, da es bei bipolaren Patienten, wenn sie keine geregelte Tagesstruktur haben, äußerst schwierig ist, neue Ziele aufzubauen. Wie bereits erwähnt, kam es erst nach ziemlich genau einem Jahr zum Sistieren (Aufhören) der massiven Episoden, die Patientin nimmt regelmäßig Lithiumcarbonat 1350 mg und 10 mg eines atypischen Antipsychotikums abends ein. Seit nunmehr über zwei Jahren ist die Patientin wieder an ihrem ursprünglichen Arbeitsplatz, jedoch hat sie ihre Stundenzahl auf 30 Wochenstunden reduziert.

Kippen

Der Großteil der Patienten erlebt das Auftreten von Episoden als langsam und schleichend. Erste Symptome werden sowohl von Betroffenen als auch von Angehörigen kaum wahrgenommen. 10 % aller Patienten „kippen“ jedoch direkt in die Depression oder Manie. Darunter versteht man den plötzlichen Wechsel der Stimmungslage über Nacht oder innerhalb eines Tages in den depressiven oder manischen Pol. Häufig berichten Patienten davon, dass sie frühmorgens aufgewacht sind und sich plötzlich in einer depressiven Episode befunden haben.

Die englische Dramatikerin Sarah Kane (1971–1999), welche zeitlebens an schwerer manisch-depressiver Erkrankung litt und sich suizidierte, beschreibt dieses frühmorgendliche Erwachen besonders eindringlich in ihrem letzten, autobiografischen Werk „4 Uhr 48. Psychose“.

Leider ist das sogenannte Kippen nicht ungefährlich. Davon Betroffene neigen vermehrt zu Alkoholkonsum und sind auch stärker suizidgefährdet. Eine stationäre Aufnahme ist in diesem Fall dringlich anzuraten!

Viele berichten davon, dass sie dieses Kipp-Phänomen sehr wohl aus früheren Episoden kennen und trotzdem versuchen, die innere Anspannung und

Schlaflosigkeit bis zum Wirkungseintritt der antidepressiven Medikamente mit Alkohol zu bekämpfen.
Umgekehrt gibt es auch nach Wochen oder gar Monaten ein schlagartiges Kippen aus der Episode heraus. Für die Menschen im näheren Umfeld ist dies oft sehr erstaunlich.
Ein depressiver Patient, der plötzlich eines Morgens gut gelaunt am Frühstückstisch sitzt, als hätte es das wochenlange Stimmungstief nie gegeben, stößt bei den Angehörigen leicht auf Unverständnis oder gar Aggression. In der therapeutischen Begleitung sollte dieses Phänomen unbedingt vor dem Auftreten erwähnt und in der konkreten Situation auch mit den Angehörigen besprochen werden.
Umgekehrt gibt es auch das Kippen in die Manie. Betroffene führen diese schlagartige Hebung der Stimmungslage manchmal durch Schlafentzug herbei.
Antrieb und Energie sind gesteigert, was sich ja durchaus positiv im Berufsleben auswirken kann.

Switchen

Die Verwendung von Antidepressiva kann unter Umständen nicht nur zu einer Normalisierung der Stimmungslage, sondern sogar zu einem leichten Stimmungshoch führen. Dieses Phänomen bezeichnen wir als „Switchen" in eine Hypomanie oder Manie.
In den letzten 10 Jahren wurden Antidepressiva hinsichtlich dieser Eigenschaft untersucht. Dabei wurde festgestellt, dass gewisse Antidepressiva, vor allem TCAs (Tricyclische Antidepressiva) oder auch neuere mit einer sogenannten noradrenergen Wirkung ein höheres, hingegen SSRIs (Selektive Serotonin Wiederaufnahme Hemmer) ein geringeres Switchrisiko haben.
Andererseits wurden auch Stimmen laut, dass dieses Phänomen eben nur bei einem bipolaren Krankheitsverlauf möglich sei. Damit ist gemeint, dass davon betroffene Patienten nur ungenau diagnostiziert oder befragt worden sind.
In früheren Zeiten war die Aufenthaltsdauer im Krankenhaus deutlich länger. Schwer depressive Patienten blieben bis zur fast völligen Beschwerdefreiheit im Spital, sodass man als behandelnder Arzt das Switchphänomen weit häufiger noch miterleben konnte.
Im ambulanten Bereich trifft man dieses Umschlagen in eine hypomane oder manische Stimmungslage weitaus seltener. Patienten freuen sich darüber, dass es ihnen wieder besser geht, und erwähnen dies nur bei konkreter Nachfrage.

Es ist aber besonders wichtig, ein Switchphänomen zu registrieren, da sich somit ein bipolarer Krankheitsverlauf bestätigt, hingegen eine rein depressive Erkrankung eher auszuschließen ist.

Auch die medikamentöse Einstellung richtet sich letztendlich nach dem Krankheitsverlauf im Gesamten, da gewisse Medikamentengruppen auf bestimmte Verlaufsformen besser ansprechen.
Leider wird dieses Switchphänomen sowohl im amerikanischen (DSM-IV-TR) als auch im europäischen (ICD-10) Diagnosesystem nicht berücksichtigt und geht somit als wichtige Information sowohl für die Betroffenen als auch für den Behandler verloren.

5. Mischbild, Mischzustand, gemischte Episode

Wie so oft in der Medizin treten sowohl Depression als auch Manie nicht immer nur in klassischer Beschreibung wie aus dem Lehrbuch auf. Einzelne depressive oder manische Symptome können auch gleichzeitig vorhanden sein. Dieser Zustand, sofern er länger als eine Woche andauert, wird im amerikanischen Diagnosesystem DSM-IV-TR als „gemischte Episode" bezeichnet.
Nun gibt es auch hier wiederum neben der klassischen Verlaufsform vielfältige Übergänge. Depressive und manische Elemente können sowohl gleichzeitig als auch in rasch wechselnder Folge auftreten (ICD-10).
Der Psychoanalytiker Stavros Mentzos hat bereits 1967 diese „Mischzustände" beschrieben.
Auch Peter Berner hat 1979 der gemischten Epsiode eine besondere Bedeutung für Behandlung und weiteren Krankheitsverlauf beigemessen.
So kann es vorkommen, dass ein depressiver Mensch frühmorgens um 4:00 Uhr erwacht, über seine scheinbar ausweglose Lebenssituation grübelt, voller Ängste den Tag beginnt und so seinen Angehörigen und Kollegen begegnet. Im Laufe des Tages wechselt die Stimmung, er ist wieder guter Dinge und voller Tatendrang, sodass die Umwelt sich nur noch über diesen plötzlichen Umschwung wundert und wenig Verständnis zeigt.

Die Beurteilung solcher Patienten ist somit auch sehr abhängig von der Tageszeit. Als Behandler ist man oft versucht, den Angehörigen keinen Glauben zu schenken, wenn sie den Patienten völlig anders schildern, als dieser sich in der Arztpraxis präsentiert.

Doch selbst für die Betroffenen ist es oftmals schwierig, diese „Achterbahn der Gefühle" zu verstehen, ihre Umwelt, ihre Situation, sich selbst und ihr „in der Welt sein".
Auch Emil Kraepelin hat zu Beginn des vorigen Jahrhunderts darauf hingewiesen, dass vor allem beim Übergang von einer Episodenqualität in die andere, also von der Manie in die Depression oder umgekehrt, solche gemischten Zustände auftreten können.

Ausgehend von der Annahme, dass beim „manisch-depressiven Krankheitsgeschehen“ nicht nur die Stimmung, sondern auch das Denken und das Wollen verändert sind, ergeben sich durch jeweilige unterschiedliche Beeinträchtigung dieser drei Qualitäten acht verschiedene Mischzustände. Als kurzes Beispiel sei hier die „agitierte Depression“ angeführt, bei der die Stimmungslage negativ getönt ist, hingegen die Gedanken beschleunigt sind. Oder die früher so bezeichnete „gehemmte Manie“, bei der die Stimmungslage ausgezeichnet ist, die Gedanken hingegen völlig verlangsamt sind. Diese Mischbilder können auch über einen längeren Zeitraum anhalten, sodass wir von Mischzuständen oder eben von einer gemischten Episode (DSM-IV-TR, ICD-10) sprechen.

6. Was ist eine Psychose?

Eine besonders schwere Verlaufsform von manischen oder depressiven Phasen ist geprägt durch das Vorhandensein sogenannter „psychotischer“ Symptome.

Der Begriff „Psychose“ wird ganz allgemein für Erkrankungen verwendet, die mit einem zeitweiligen Verlust der Realitätswahrnehmung einhergehen.

Hierzu zählen z. B. Halluzinationen, Störung des Ich-Bewusstseins oder Wahnideen.
Halluzinationen sind fälschlich wahrgenommene Sinnesreize, die von dem Betroffenen als wahr erlebt werden und Angst machen, also Stimmenhören ohne dass jemand spricht, optische Eindrücke wie Lichtblitze, Körper-, Geruchs- oder Geschmackseindrücke ohne tatsächliche äußere Reize.
Ich-Störungen gehen einher mit mangelhafter Abgrenzung zur Umwelt, seelische Vorgänge werden als von der Umwelt gemacht erlebt. Depressive Menschen sind häufig in ihrem Selbstwertgefühl stark eingeschränkt, fühlen sich nutzlos und minderwertig. In dieser Phase sind sie weder durch logische Argumente noch durch liebevolle Zuwendung vom Gegenteil zu überzeugen. Manchmal besteht auch die feste Gewissheit, den Anforderungen des Berufes nicht mehr gewachsen zu sein oder trotz guter finanzieller Lage direkt ins existentielle Nichts zu schlittern. Wir sprechen dann von einem sogenannten „Schuld“- oder „Verarmungswahn“. Mancher verweigert die Nahrung, (Vergiftungswahn), hat die Empfindung, ohne Darm zu sein, oder das Gefühl des „Nichts“ im Körper (Nihilistischer Wahn). Nach solchen Kriterien wird leider oft nicht gefragt.
Karl Jaspers (1883–1969), ein deutscher Philosoph und Psychiater, begründete die drei Wahnkriterien, nämlich die „subjektive Gewissheit“, die „Unkorrigierbarkeit“ sowie die „Unmöglichkeit des Inhalts“. Letzteres wird heutzutage oft diskutiert, die „Unmöglichkeit“ eher umschrieben mit „bizarr“ oder „uneinfühlbar“.

Treten diese Kriterien also ihm Rahmen einer depressiven Episode auf, sprechen wir von einer wahnhaften oder „psychotischen" Depression. Die Häufigkeit dieser psychotischen Symptome wird unterschiedlich bewertet und mit bis zu 70 % angegeben.
Einhergehend mit euphorischer Stimmungslage und beschleunigtem Gedankengang gibt es auch in der Manie sehr häufig überwertige Ideen, also „psychotische" Symptome.
Der Realitätsverlust äußert sich hier in der Regel als „Größenwahn". Die Patienten sind der festen Überzeugung, außergewöhnliche Kräfte oder Fähigkeiten zu besitzen. So manch einer hält sich für einen hochbegabten Pianisten, ohne das Klavierspiel zu beherrschen, für ein Sprachgenie, obwohl nur der Muttersprache mächtig, oder für einen Auserwählten Gottes.
Ist die vorherrschende Stimmungslage eher gereizt, also „dysphorisch", erlebt der Patient seine Umwelt als ihm gegenüber feindlich gestimmt, als hätte sich alles gegen ihn verschworen. In dieser paranoiden Grundstimmung wird gut gemeinten Ratschlägen mit Misstrauen begegnet, zufällig sich begegnende Blicke werden missinterpretiert und es kann auch ein regelrechter „Verfolgungswahn" entstehen.
Im Rahmen einer schweren Krankheitsepisode ist auch die Konzentrations- und Merkfähigkeit stark herabgesetzt. Somit erscheint es einleuchtend, dass sich psychotische Ideen leichter festsetzen können, da die Möglichkeit, logisch-rational zu argumentieren fehlt und auch die Filter für ein geordnetes Denken nicht mehr verfügbar sind.
Im Extremfall führt dies sogar zum Gefühl der Gedankenübertragung oder dem Gefühl, dass die eigenen Gedanken für andere lesbar sind, was mitunter auch in Aggressionshandlungen mündet.

Manchmal sind die Gedanken im Rahmen einer Manie so sehr beschleunigt, dass die Sprache diesem Tempo nicht mehr nachkommt. Die Sätze wirken somit unverständlich, zusammenhanglos und somit prägte sich der Begriff „verworrene Manie".

Dieser Zustand wird vielerorts nicht selten mit einer Schizophrenie oder schizoaffektiven Verlaufsform (siehe Seite 29) verwechselt.
Als Besonderheit sei hier noch erwähnt, dass Patienten im Zustand einer „verworrenen Manie" sich nach Abklingen der Phase häufig an diese Zeitspanne nicht mehr erinnern können. Man erklärt sich dieses „Vergessen" damit, dass durch die Beschleunigung der Gedanken in der Manie die Gedächtnislangzeitspeicher diese Informationen gar nicht erst aufnehmen. Von Psychotherapeuten wird dies auch als Leugnung interpretiert, was nicht immer der Fall sein muss!

Psychotische Symptome, sofern sie in manischen oder depressiven Episoden begleitend auftreten, klingen in der Regel wieder vollständig ab. Nichtsdestotrotz ist diese Zeit der gestörten Wahrnehmung vielen Patienten auch im freien Intervall sehr wohl erinnerlich.
Im Rahmen einer Therapie sollte dies zu einem späteren Zeitpunkt unbedingt besprochen und bearbeitet werden, zumal auch ein Rückfall beim Vorhandensein psychotischer Symptome sehr wahrscheinlich ist und die Wahnideen wieder aktualisiert werden.

7. Später Verlaufsbeginn

Wie eingangs erwähnt, beginnt die manisch-depressive Erkrankung bei einem Großteil der Patienten um das 20. Lebensjahr. Dies ist unter anderem ein Unterscheidungskriterium gegenüber der unipolar-rezidivierenden Depression, welche im Durchschnitt ein ganzes Jahrzehnt später beginnt.
Wie immer in der Medizin handelt es sich hier um Mittelwerte und grobe Einteilungen, wobei Abweichungen nach oben und unten vorhanden sind.
In älteren Untersuchungen wird immer darauf hingewiesen, dass es vor allem bei Krankenhauspatienten einen Altersgipfel zwischen dem 45. und 55. Lebensjahr gibt.
Möglicherweise lässt sich dies durch die Tatsache begründen, dass eine exakte Diagnosestellung häufig erst beim erstmaligen Krankenhausaufenthalt erfolgt.
Ein anderer Grund könnte auch die hormonelle Umstellung vor allem bei Frauen sein. Durch die erhöhte Verletzbarkeit in dieser Phase könnte die Erkrankung erstmalig zum Vorschein kommen. Einen Einfluss könnten auch die sozialen Veränderungen in dieser Lebensphase haben, wenn die Kinder außer Haus sind und keine Hilfe mehr benötigen.
Man weiß inzwischen, dass auch bei Männern eine hormonelle Veränderung erfolgt, diese wird jedoch nur selten erwähnt. Gerade in der Zeit nach der Pensionierung treten vor allem bei alleinstehenden Männern sehr schwere Depressionen und manchmal auch Manien auf.
Warum die Erkrankung erst relativ spät ausbricht, wird bei Betrachtung der Dynamik der Entstehung etwas klarer. Oft gab es im Lauf des Lebens leichte Episoden, die aber im Zusammenhang mit der unmittelbaren Lebenssituation im Sinne eines „Funktionierens" negiert oder verborgen worden sind. Frauen opfern sich oft jahrelang für die Familie auf, während Männer der Meinung sind, ihren Arbeitsplatz durch längeren Krankenstand nicht gefährden zu dürfen. Erst wenn sich diese sozialen Umstände ändern, kommt die Erkrankung endgültig zum Ausbruch. In der Therapie mit älteren manisch-depressiven Patienten kommt oft zutage, dass es sehr wohl immer wieder Stimmungsschwan-

kungen gegeben hat. Häufig wiederholten sich die Episoden immer wieder im Herbst oder Frühjahr, und die Symptome wurden der „typischen Jahreszeit" zugeschrieben.
Da viele Menschen gut in der Lage sind, mit ihren „inneren Nöten" umzugehen, ist es besonders wichtig, auch im therapeutischen Gespräch darauf einzugehen. So erscheinen dann „Pensionsschock" oder „Wechseljahre" in völlig anderem Licht. Viele Menschen sind auch unendlich erleichtert, eine Erklärung für ihre erlebten Situationen zu bekommen und somit auch eine Hilfestellung für die Gestaltung ihres weiteren Lebens.

8. Suizidalität

Suizid ist laut WHO weltweit eine der häufigsten Todesursachen, jährlich sterben daran fast eine Million Menschen.
Neben Depressiven, Suchtkranken und älteren, sozial isoliert lebenden Menschen sind vor allem bipolar Erkrankte besonders gefährdet, ihr Leben durch Suizid zu beenden.
Untersuchungen haben ergeben, dass 5–10 % aller Patienten, die an einem manisch-depressiven Krankheitsgeschehen leiden, durch Suizid sterben. 25–50 % unternehmen zumindest einmal im Laufe der Erkrankung einen Versuch.
Im Umgang mit Menschen, die an einer affektiven Erkrankung leiden, ist es wichtig, Selbsttötungsabsichten nicht zu tabuisieren, sondern offen anzusprechen! Suizide sind manchmal eine Kurzschlusshandlung, häufiger jedoch werden sie längerfristig geplant.
In einer schweren depressiven Episode sind häufig Hoffnungslosigkeit, mangelndes Selbstvertrauen und damit verbundene Schuldgefühle vorherrschende Symptome. Die Betroffenen sehen keinen Ausweg aus der bestehenden Situation, es helfen kein Trost und kein noch so gutes Zureden durch Arzt oder Angehörige. Wie bereits erwähnt, ist auch die sogenannte gemischte Episode eine gefährliche Phase, da die Stimmung jederzeit kippen kann oder die Hemmschwelle durch die Antriebssteigerung herabgesetzt ist. Durch die beeinträchtigte Konzentrationsfähigkeit in depressiven, gemischten oder manischen Episoden ist häufig auch eine realistische Einschätzung der momentanen Situation nicht mehr möglich.
Suizidäußerungen sollte man als Arzt oder Angehöriger niemals bagatellisieren, auch wenn sich dahinter der Wunsch nach Ruhe oder Hilfe verbirgt.
Es ist bekannt, dass 75 % aller suizidalen Handlungen vorher angekündigt werden. Viele Patienten wenden sich in diesem Stadium an den Arzt, sie sprechen jedoch nicht direkt ihre Todesphantasien an, sondern klagen über unspezifische körperliche Beschwerden oder psychische Befindlichkeitsstörungen. Umso wichtiger ist es, genau nachzufragen, ob ein Lebensüberdruss besteht,

der Wunsch nach Ruhe oder bereits konkrete Selbsttötungsabsichten. Ist dies der Fall, sollte der Betroffene keinesfalls mehr alleine gelassen werden, am besten wird sofort eine Aufnahme ins Krankenhaus in die Wege geleitet. Der behandelnde Arzt sollte auch unbedingt nachfragen, ob es bereits in der Vergangenheit Suizidversuche gab, es ist bekannt, dass innerhalb eines Jahres bis zu 20 % aller Patienten den Suizidversuch wiederholen. Ein erhöhtes Risiko ist auch bei Suiziden in der engeren Familie gegeben, bei akuten Belastungssituationen im privaten oder beruflichen Umfeld, bei zusätzlicher Suchterkrankung oder bei älteren und vor allem alleinstehenden Menschen. Gefahr droht auch, wenn Patienten sich plötzlich verschließen, weil sie mit dem Leben bereits abgeschlossen haben. Auch der Beginn einer medikamentösen Behandlung mit Antidepressiva ist unter Umständen eine kritische Phase. Die Stimmungslage ist noch unverändert depressiv, der Antrieb hingegen bereits deutlich gesteigert. Vor allem bei Jugendlichen ist auf dieses Phänomen zu achten! In Phasen der suizidalen Einengung ist eine stationäre Aufnahme nicht immer unbedingt erforderlich. Es gibt spezielle Kriseninterventionszentren, deren Mitarbeiter darauf geschult sind, eine tragfähige Beziehung zu dem Gefährdeten herzustellen und die Krise abzuwenden oder eine entsprechende Behandlung einzuleiten.

Akut Suizidgefährdete darf man niemals aus den Augen lassen, bis professionelle Hilfe gewährleistet ist!

V MEDIKAMENTÖSE BEHANDLUNG

Allgemeine Vorgangsweise in der medikamentösen Behandlung

Im Laufe einer Bipolaren Erkrankung erhalten die betroffenen Patienten meist so ziemlich alle Psychopharmaka, die derzeit zur Verfügung stehen. Vor allem am Anfang der Erkrankung wird versucht, weitgehend ohne Medikamente auszukommen, was nicht immer sinnvoll ist. Viele Betroffene beginnen zunächst eine Psychotherapie, später werden zusätzlich Tranquilizer verordnet.

Benzodiazepine, also angstlösende Beruhigungsmittel, haben den großen Vorteil der rasch einsetzenden Wirkung.

Bei Schlafstörungen werden vorwiegend Hypnotika (Schlafmittel) verordnet. Erst relativ spät, wenn bereits ein erheblicher Leidensdruck besteht, werden Antidepressiva zur Behandlung von Depression und Angst eingesetzt. Sogenannte Stimmungsstabilisierer (Mood Stabilizer) nehmen einen besonderen Platz in der Behandlung Bipolarer Erkrankungen ein.

Der Behandlungsverlauf wird eingeteilt in eine:
Akutphase
Erhaltungsphase
Rückfall verhütende Phase

In der Akutphase der Behandlung der Depression steht zunächst die Minderung des Leidens im Vordergrund. Hierin sind sich Ärzte und Patienten zumeist einig. In der Behandlung der Manie ist die Lage etwas komplizierter: Behandler wollen eine Kommunikation verbunden mit dem Einhalten von Grenzen in verbaler und sozialer Hinsicht erreichen. Betroffene selbst sehen dies in der Akutphase oft völlig anders!

Ziel in der Akutphase ist es in jedem Fall, die Betroffenen aus dem „Hoch oder Tief" in den für sie üblichen und gesellschaftlich akzeptierten, normalen Schwankungsbereich zurückzuführen. Die Behandlung der Akutphase kann mehrere Wochen dauern.
Die Erhaltungsphase hat als Ziel eine Reintegration in das Berufs- und Alltagsleben.

Die durch die Therapie erreichte Verbesserung sollte weiter stabil gehalten werden, hierbei muss man auf die individuelle Ausgangssituation der Betroffenen in beruflicher und sozialer Hinsicht Rücksicht nehmen. Sehr häufig erleben wir vor allem im Krankenhausbereich, dass Patienten auf frühzeitige Entlassung in ihre gewohnte Umgebung drängen. Gerade in der Erhaltungsphase sollte nicht aus falsch verstandenem Pflichtbewusstsein, aus Angst vor Verlust des Arbeitsplatzes, zur Verringerung der Krankenstandsdauer oder aus Sorge um Haushalt, Kinder und Partner zu früh das Risiko einer erneuten Belastung eingegangen werden. Restsymptome können noch eine gewisse Zeitspanne weiterbestehen.

In der Erhaltungsphase sollte keinesfalls eigenständig eine Medikamentenreduktion durchgeführt werden. Ähnlich wie bei körperlichen Erkrankungen erstreckt sich die Erhaltungsphase über mehrere Monate.

Ich versuche, meinen Patienten die Bedeutung der Erhaltungsphase am Beispiel eines komplizierten Beinbruchs näherzubringen. Zuerst erhält man einen Spaltgips. Wenn im Röntgen zu sehen ist, dass der Bruch regulär verheilt ist, bekommt man einen Gehgips. Man kann zwar wieder alles tun wie früher, braucht aber mehr Zeit dafür. Nach einigen Wochen kommt der Gehgips weg. Man ist heilfroh darüber, aber nach den ersten Schritten merkt man die Unsicherheit und dass es vielleicht manchmal noch wehtut. Durch die Ruhigstellung hat sich zum Beispiel der Wadenmuskel im Bereich des Gipsverbandes rückgebildet. Bis dieser Muskel wieder wirklich so belastbar und leistungsfähig wie früher ist, braucht es ein konsequentes Aufbauprogramm. Möglicherweise kann man erst nach einigen Monaten feststellen, dass beide Muskel, rechts und links, wieder gleich stark sind. Bei psychischen Erkrankungen verhält es sich ähnlich.

Zeit und Geduld sind wichtig für den Heilungsprozess.

Falls es schon früher depressive oder gemischte oder manische Episoden gegeben hat, sollte auch die Rückfallverhütung ein primäres Ziel der weiteren Behandlung sein.

In der stabilen und ausgeglichenen Phase, dem sogenannten „freien Intervall“, geht es darum, mit möglichst wenigen Medikamenten das Auslangen zu finden. Konflikte und Belastungen sollten so gering als möglich gehalten werden. Rückfall verhütende Medikamente, sogenannte Stimmungsstabilisatoren, sind erst nach längerer Einnahme vollständig wirksam, unter Umständen erst nach zwei Jahren. Um frei von weiteren Krankheitsepisoden zu bleiben, wäre eine lebenslängliche Einnahme sinnvoll.

A. Phasenprophylaxe – Stimmungsstabilisierung – Mood Stabilizer

Die derzeitige Einteilung der Rückfall verhütenden Medikamente (Stimmungsstabilisierer, Phasenprophylaktika) wird leider nicht dem vielfältigen und individuellen Erscheinungsbild der Bipolaren Erkrankung gerecht. Nicht jeder Mensch spricht auf ein und dasselbe Medikament zufriedenstellend an. Umso wichtiger ist es, aus den zur Verfügung stehenden Medikamenten die passende Auswahl zu treffen. Im Folgenden werden die Phasenprophylaktika im engeren Sinne sowie Alternativen beschrieben und auch diejenigen Medikamente erwähnt, welche im Rahmen der Akutbehandlung verwendet werden könnten. Betreffend Nebenwirkungen haben wir uns für die klinisch bedeutsamsten entschieden, diejenigen, welche am häufigsten von Betroffenen an uns herangetragen werden. Die Aufzählung ist somit nicht vollständig und in der entsprechenden Fachinformation nachzulesen.

Bereits 1963 vermutete der dänische Neuropharmakologe Mogens Schou (1918–2005), dass Lithiumsalz nicht nur eine direkte antimanische und eine schwächere antidepressive Wirkung hat, sondern auch weitere Rückfälle abgeschwächt und bei vielen Patienten sogar ganz verhindert werden können. Schou wies bereits damals darauf hin, dass das Lithiumsalz wahrscheinlich ein Medikament ist, welches den Prozess selbst beeinflusst, und nannte es einen Stimmungs-„Normalisierer". Diese Überlegung ist völlig in Vergessenheit geraten, erst vor wenigen Jahren sind die vielen positiven Effekte von Lithium nicht nur auf die Zellmembran, sondern auch in der Nervenzelle selbst bekannt geworden. Derzeit werden fast alle Medikamente, egal welcher Gruppe sie angehören, auf solch positive Effekte in der Zelle untersucht. Es geht hier vereinfacht gesagt um die Schutzwirkung auf die Nervenzelle, also darum, ob das Absterben der Nervenzelle (Aptoptose) verzögert oder verhindert werden kann. Dies ist deswegen so interessant, da bekannterweise sowohl Lithiumsalze als auch Valproinsäureprodukte einerseits einen positiven Effekt auf die Erkrankung haben, andererseits diese Substanzen in zu hoher Dosierung auch schädigend für die Nervenzellen sein können (Lithiumsalze und Valproinsäure sind diesbezüglich am besten untersucht, über die anderen Medikamente kann man derzeit noch keine ausreichenden Aussagen treffen). Die Schutzwirkung auf die Nervenzellen kann im Tierversuch bereits nach vier Wochen nachgewiesen werden. Die Rückfall verhütende Wirkung auf die Erkrankung wird erst bei entsprechend langer Einnahme, unter Umständen erst nach zwei Jahren, voll wirksam. Eine Beurteilung vor dieser Zeitspanne ist daher unserem Erachten nach mit Vorsicht zu gebrauchen. Da Lithiumsalz kein Allheilmittel ist, mussten neue Wege der Behandlung beschritten werden. So wurden Medikamente, welche schon lange in der Behandlung der Epilepsie in Verwendung waren, hinsichtlich ihrer Wirkung bei Bipolarer Erkrankung untersucht. Diese sogenannten Antiepileptika erwiesen sich bei der akuten Manie und in weiterer Folge zur Rückfallverhütung als sehr hilfreich. Schon lange werden Neuroleptika bei psychischen Erkrankungen verwendet. Vor allem in der akuten manischen Phase sind sie oft unverzichtbar. In den letzten Jahren werden alle neueren Neuroleptika mit weniger Nebenwirkungen, sogenannte atypische Antipsychotika, gezielt für die Behandlung der akuten Manie untersucht und sind teilweise schon zur Rückfallverhütung zugelassen.

Typ A – Typ B Stimmungsstabilisierer

Der optimale Stimmungsstabilisierer zeigt eine Wirkung gegen manische, hypomanische und gemischte Phasen (Typ A – Above baseline, von oben), gegen depressive und subdepressive Phasen (Typ B – Below baseline, von unten), verursacht kein Kippen in eine andere Phase oder Rapid Cycling und beschleunigt auch nicht den Krankheitsverlauf. Folgende Einteilung wurde 2002 von Ketter & Calabrese vorgeschlagen:
Typ A: Lithiumsalz, Valproinsäure, Carbamazepin, Olanzapin
Typ B: Lithiumsalz, Lamotrigin

1. Lithiumsalz

Lithium ist ein chemisches Salz aus der Gruppe der Erdalkali- oder Leichtmetalle.
Es wurde 1817 von J. A. Arfwedson entdeckt. Der Name leitet sich vom altgriechischen Wort für Stein, „Lithos", ab, da es zuerst im Gestein nachgewiesen wurde. Als Spurenelement ist es auch häufiger Bestandteil des Mineralwassers, die darin enthaltene Menge ist jedoch zu gering, als dass ein therapeutischer Effekt zu erwarten wäre.
Als Medikament steht Lithium als Lithiumchlorid, Lithiumazetat, Lithiumsulfat oder, in seiner gebräuchlichsten Form, als Lithiumcarbonat (Li_2CO_3) zur Verfügung.
Sowohl Lithium als auch Carbonat sind Bestandteile des menschlichen Organismus, also „körpereigene" Substanzen. Im deutschen Sprachgebrauch wird „Lithium" allgemein hin für das jeweilige Salz verwendet. Als Medikament wird es, wie viele andere auch, in „retardierter" Form verwendet, das heißt, die Freisetzung erfolgt nach Einnahme nur langsam.
Diese Verzögerung bewirkt, dass in weiterer Folge Lithium sich wie jedes andere Salz im Körper verhält, es „dissoziiert", das heißt, die Lithiumionen trennen sich von CO_3, dem Carbonat, und werden resorbiert (aufgenommen).
An der Darmwand verhält es sich ähnlich wie Natriumionen aus dem Kochsalz, also NaCl.

Lithiumionen reichern sich in der Zelle an, und dadurch entsteht die eigentliche therapeutische Wirkung. Über 95 % einer Lithiumdosis wird mit dem Harn ausgeschieden.
Warum ist es nun so wichtig, diese biochemischen Zusammenhänge zu verstehen?
Nun, in seiner Eigenschaft als Salz lassen sich dadurch bestimmte Wechselwirkungen von Lithium leichter erklären.
Die Lithiumkonzentration im Blut und in weiterer Folge im Gehirn ist direkt abhängig von der Kochsalzzufuhr und von der täglich zugeführten Menge an Flüssigkeit.
Somit ist leichter verständlich, warum bei unzureichender Trinkmenge an heißen Sommertagen, bei hohem Fieber, Erbrechen oder Durchfall, also immer dann, wenn der Körper zu viel an Salz oder Flüssigkeit verliert, die Lithiumkonzentration im Blut trotz gleichbleibender Medikamenteneinnahme steigt.
Dadurch erklären sich auch die häufigeren Blutabnahmen, wenn zum Beispiel ein grippaler Infekt vorliegt.

Der Beginn der Therapie mit Lithium

Wurde nun eindeutig eine Bipolare Erkrankung diagnostiziert und sind Arzt und Patient sich über die langfristige Einnahme eines Stimmungsstabilisators einig, so sind zunächst bei geplanter Einstellung auf Lithium einige Voruntersuchungen nötig.

Erhoben werden dabei komplettes Blutbild, Differentialblutbild, Leber- und Nierenfunktionswerte, Blutsalze (Natrium, Kalium, Chloridionen), basales TSH zur Überprüfung der Schilddrüsenfunktion, Harn, EKG und EEG.

Diese Werte sind einmal jährlich zu kontrollieren, bei älteren Menschen oder zusätzlichen Erkrankungen entsprechend öfter. Im Akutfall kann aber auch sofort mit der Lithiumeinnahme begonnen werden, da sonst vor allem in der akuten Manie wertvolle Zeit verloren geht! Die notwendigen Untersuchungen können parallell dazu durchgeführt werden. In der Erhaltungsphase, sofern die Befunde in Ordnung sind, wird Lithium langsam aufdosiert, um eventuelle Nebenwirkungen zu vermeiden. Wir bevorzugen die einmalige Gabe am Abend, da dadurch eventuelle Nebenwirkungen sozusagen „verschlafen“ werden.

Bei unipolar rezidivierender Depression ist eine Zieldosis von unter 0,8 mmol/l ausreichend, bei Bipolaren Erkrankungen hingegen sollte ein höherer Wert zwischen 0,8 und 1,2 mmol/l angestrebt werden.

Im Einzelfall oder in der Akutphase können mitunter noch höhere Spiegel notwendig sein, Patienten und auch Allgemeinmediziner sollten diesbezüglich auch aufgeklärt werden. Hohe Spiegel setzen natürlich voraus, dass das Medikament gut vertragen wird, das heißt keine unerwünschten Begleiterscheinungen auftreten. Diese prinzipielle Vorgangsweise trifft im Übrigen für die meisten Medikamente zu.

Die Angaben des Lithiumspiegels beziehen sich immer auf die Zeitspanne von 12 Stunden nach der Medikamenteneinnahme.

Dies ist insofern wichtig, als dies häufig zu Missverständnissen führt, weil zu hohe Werte nicht auf eine Überdosierung zurückzuführen sind, sondern auf zu kurzen zeitlichen Abstand zwischen Tabletteneinnahme und Blutabnahme!

Auch durch Veränderung der Trinkmenge, zum Beispiel am Tag vor der Blutabnahme, kann der Spiegel verändert sein. Zu wenig Flüssigkeitsaufnahme kann erhöhte Spiegel hervorrufen.

Bei Einstellung auf Lithium als langfristigen Stimmungsstabilisierer sind anfangs engmaschige, manchmal auch tägliche Kontrollen des Spiegels nötig, bei stabilen Werten sollten Blutspiegelbestimmungen bei jüngerern Menschen alle drei Monate und bei älteren Personen oder zusätzlichen Erkrankungen alle zwei Monate durchgeführt werden.

Außerdem sollte bei jeder Dosisveränderung oder bei zusätzlicher Gabe anderer Medikamente der Lithiumspiegel bestimmt werden.

Lithiumtherapie in der Schwangerschaft?

Ab 1970 machten einige Fälle von kindlichen Missbildungen unter Lithiumtherapie in der Schwangerschaft von sich reden. Daraufhin wurde 1977 das sogenannte „Weinstein Baby Register“ veröffentlicht. Nach weltweitem Aufruf wurde über sämtliche Fehlbildungen berichtet.
Gleichzeitig jedoch wurden alle unproblematischen Schwangerschaften unter Lithiumtherapie nicht untersucht, es wurde hauptsächlich über seltene Herzmissbildungen wie die Epstein Barr Anomalie berichtet. Die Einnahme von Lithium in der Schwangerschaft wurde somit als gefährlich eingestuft.
In der damaligen Zeit waren auch weitaus höhere Lithiumspiegel als heute üblich. 2,0 mmol/l waren keine Seltenheit, also mehr als doppelt so hohe Werte, als wir sie heutzutage empfehlen.

Die Gefahr einer kindlichen Missbildung wurde deutlich höher eingeschätzt als das Rückfallrisiko der werdenden Mutter. Dabei verhält es sich bei Lithium wie mit jedem anderen Medikament in der Schwangerschaft: Das Kosten-Nutzen-Risiko muss mit allen Beteiligten genau besprochen werden.
Der Serum-Lithiumspiegel sollte so niedrig wie möglich gehalten werden.
In den ersten 28 Tagen der Schwangerschaft besteht keinerlei Gefahr. In der 7. und 8. Schwangerschaftswoche entwickelt sich beim kindlichen Embryo das Herz-Kreislauf-System.
Um eben einer drohenden Missbildung dieser Organe vorzubeugen, sollte in dieser kurzen Zeit mit der Einnahme pausiert werden.

Was jedoch, wenn die Schwangerschaft erst zu spät bemerkt oder Lithium in Unkenntnis durchgehend genommen wurde?

Bekannterweise sind 50 % aller Schwangerschaften nicht geplant. Im 4. oder 5. Monat ist es nicht mehr sinnvoll, Lithium abzusetzen, da die Anlage der Herz-Kreislauf-Organe in diesem Stadium bereits abgeschlossen ist. Die Gewissheit, ob das ungeborene Kind eventuell an einem Herzfehler leidet, kann hier nur eine genaue Diagnostik mittels Echokardiografie oder einem sogenannten Hochfrequenzultraschallgerät bieten.

Im weiteren Verlauf der Schwangerschaft sinkt das Risiko einer Fehlbildung wieder stark ab.
Ab dem 3. Schwangerschaftsmonat kann also nach einem genauen Aufklärungsgespräch mit allen Beteiligten wieder mit der Lithiumtherapie begonnen werden, wobei auch die Frage des Stillens miteinbezogen werden sollte.

Parallel zu den Veränderungen im Hormonhaushalt kommt es auch zu Veränderungen im Wasser- und Elektrolythaushalt. Um eine konstante Lithiumspiegelkonzentration im Blut zu gewährleisten, sollten häufiger als sonst Kontrollen durchgeführt werden. Außerdem sollte man in dieser Zeit kochsalzarme Diäten vermeiden.

Bewährt hat sich auch eine Aufteilung der Lithiumdosis über den Tag, somit kann ein niedrigerer Spiegel erreicht werden und trotzdem ein Schutz vor einem Rückfall gewährleistet sein.
Circa eine Woche vor dem errechneten Geburtstermin sollte nochmals die Lithiumdosis gesenkt werden, da durch die Entbindung erneut eine Veränderung des Wasser- und Elektrolythaushaltes eintritt. Zwei Tage vor dem Termin sollte schließlich ganz pausiert werden. Grund hierfür ist ein eventuell notwendiger Kaiserschnitt und die durch eine Narkose bedingte Stoffwechselveränderung.

Nach der Entbindung sollte ehebaldigst wieder die Lithiumtherapie begonnen werden.

Auch hier empfehlen sich wegen der oben genannten erneuten Umstellung des Wasser- und Elektrolythaushaltes engmaschige Blutspiegelkontrollen.
Allzu häufig wird mit dem erneuten Start einer Lithiumtherapie abgewartet, ob sich eine Depression oder Manie entwickelt. Nicht bedacht wird hierbei, dass bei Auftreten einer erneuten schweren Episode unter anderem auch das Suizidrisiko erhöht und somit auch das Kind gefährdet ist.

Stillen unter Lithium?

Am Beginn einer Schwangerschaft sollte unbedingt geklärt werden, ob die Mutter ihr Kind stillen möchte. Ist dies der Fall, sollten alle möglichen Risiken genau besprochen werden.
Lithiumkarbonat tritt als Salz in die Muttermilch über, es ist also „plazentagängig".
Somit hat auch das Neugeborene einen therapeutischen Lithiumspiegel, und dieser sollte genauestens beobachtet werden. Hinzu kommt, dass sich nach der Entbindung der gesamte Lebensrhythmus der Mutter verändert. Eine ganz neue Untersuchung (Februar 2007) berichtet von 10 Frauen unter Lithiumbehandlung. Die Mütter hatten einen durchschnittlichen Serum-Lithium-Spiegel von 0,76 mmol/l, die Konzentration von Lithium in der Muttermilch war 0,35 mmol/l und die Serum-Lithium-Konzentration bei den Neugeborenen durchschnittlich 0,16 mmol/l. Es wurden keine unerwünschten Wirkungen beobachtet. Somit kann die frühere Warnung, unter Lithiumtherapie nicht zu stillen, nach Ansicht der Autoren widerrufen werden.
Lange Tage, kurze Nächte, immer wieder unterbrochene Schlafphasen sind enorm belastend.
Der verschobene Tag-Nacht-Rhythmus kann sehr leicht zu einem Krankheitsrückfall führen.
Meist wird nur das Problem „Medikament oder nicht Medikament" mit allen Konsequenzen diskutiert, nicht jedoch die Erkrankung und psychische Stabilität der Mutter in die Überlegung miteinbezogen.

Vor allem Frauen, welche bereits nach früheren Entbindungen eine Wochenbettdepression oder gar -psychose hatten, sind hinsichtlich eines erneuten Krankheitsrückfalls besonders gefährdet!

Aus Untersuchungen der letzten Jahre ist bekannt, dass besonders die ersten Lebensmonate für den Aufbau einer geregelten Mutter-Kind-Beziehung wichtig sind. Ein „Ausfall der Mutter" in dieser heiklen Phase dürfte für das Neugeborene bei weitem problematischer sein als eine „medikamentenfreie" Schwangerschaft.

Wirkung und unerwünschte Wirkungen (Nebenwirkungen) der Lithiumtherapie

Die Lithiumtherapie wurde interessanterweise erstmals bei Menschen mit Gemütsschwankungen 1894 von dem Dänen Frederik Lange in seinem Lehrbuch empfohlen. 1949 wurde Lithium bei manischen Patienten vom Australier John Cade wiederentdeckt. 1954 bestätigte Mogens Schou diese Ergebnisse. Der dänische Psychiater Paul Baastrup konnte die akute klinische antimanische Wirkung 1964 erneut bestätigen und 1967 gemeinsam mit dem Pharmakologen Mogens Schou die Rückfall verhütende Wirkung sowohl von manischen als auch von depressiven Episoden des bipolaren Krankheitsgeschehens nachweisen.
Der Wirkungsmechanismus der Lithiumtherapie ist bis heute nicht vollends geklärt.
Nach wie vor bleibt es ein Rätsel, wie ein einfaches Element eine Erkrankung dermaßen positiv beeinflussen kann, sodass Lithium eines der weltweit am häufigsten untersuchten Medikamente ist.
Allein Mogens Schou hatte über 10.000 Lithiumarbeiten gesammelt, in denen vor allem der Wirkmechanismus untersucht worden ist. Es konnten zwar einige Wege ergründet werden, wie Lithium in die Zelle gelangt und mit Phosphatinositol zusammenwirkt, doch erst in den letzten fünf Jahren entschlüsselte man einige der genauen Wirkungen in der Zelle.
Weiterhin bleibt aber unklar, wodurch einerseits die schädigende Wirkung des Lithiums bei Überdosierung zustande kommt, es andererseits bei bis zu 40 % aller bipolaren Patienten in adäquater Dosierung zu einem völligen Sistieren weiterer depressiver oder manischer Stimmungsschwankungen führt.

In den letzten Jahren konnte man in Tierversuchen nachweisen, dass Lithium die Nervenzelle schützt und ein Absterben verhindert (Moore 2000).

Derzeit laufen weltweit klinische Untersuchungen, ob diese Schutzwirkung auch auf die menschliche Zelle zutrifft.

Wie eingangs erwähnt, ist Lithium ein Salz und verhält sich dementsprechend im Körper. Unter diesem Aspekt lassen sich Wirkung und Nebenwirkung leichter verständlich erklären und sind auch gut steuerbar.
Der Anstieg des Lithiumspiegels im Blut führt zu vermehrtem Durstgefühl und in weiterer Folge zu vermehrter Flüssigkeitszufuhr. Werden nun Getränke

in Form von Fruchtsäften oder anderen kalorienreichen Limonaden aufgenommen, führt dies zur befürchteten Gewichtszunahme.

Wir empfehlen also dringend darauf zu achten, bei der Trinkmenge an Kalorien zu sparen, also eher auf Wasser oder ungezuckerten Tee zurückzugreifen.

In seltenen Fällen hinterlässt die Einnahme der – leider sehr großen – Tablette am Anfang einen metallischen Geschmack im Mund, oder er kann auch im Magen zu verspüren sein.
Im Darm wiederum bindet das Salz Wasser, sodass der Stuhl weich und dünnflüssig werden kann. Diese unangenehme Nebenwirkung tritt nicht nur zu Therapiebeginn auf und lässt sich manchmal durch Aufteilung der Dosis über den Tag beheben.
Lithium kann auch mit dem Jodid-Ion der Schilddrüse in Wechselwirkung treten.
In den letzten Jahrzehnten wurden immer wieder Versuche gestartet, Lithium als „bremsendes" Medikament bei Überfunktion der Schilddrüse einzusetzen.
In der Behandlung der Bipolaren Erkrankung sollte vor Therapiebeginn mit Lithium die Schilddrüsenfunktion untersucht werden.

Menschen mit Neigung zu einer Unterfunktion (Hypothyreose) oder diesbezüglicher familiärer Vorbelastung sollten im ersten Behandlungsjahr engmaschiger kontrolliert werden.

Die Wechselwirkungen mit der Schilddrüse treten bei weniger als 10 % aller Lithiumpatienten auf. Um Komplikationen zu vermeiden, sollte der Lithiumspiegel unter 0,8 mmol/l gehalten werden, da höhere Werte ein erhöhtes Risiko an Schilddrüsenreaktionen bedeuten.
Letztendlich ist auch hier das Rückfallrisiko entscheidend, ob die Therapie mit Lithium weitergeführt werden soll.

Häufig reicht es aus, wenn der Schilddrüsenstoffwechsel durch entsprechende Medikamente gut eingestellt ist.

Bei Menschen mit erhöhtem Risiko sollte zumindest zweimal im Jahr (NICE 2005) eine Blutabnahme zur Bestimmung der Schilddrüsenwerte durchgeführt werden.
Eine der häufigeren Nebenwirkungen unter Lithiumtherapie ist der sogenannte Tremor (Händezittern). Dieser ist vor allem am Beginn der Therapie zu beobachten und entsteht oftmals durch zu rasches Aufdosieren beziehungsweise einen zu hohen Serum-Lithiumspiegel.

Besonders depressive Patienten beklagen diese Nebenwirkung. Manchmal kann die Ursache hierfür eine Wechselwirkung mit anderen Medikamenten sein oder aber auch nur das Vorhandensein depressiver Symptome, zum Beispiel Angst.

Hier erwies es sich als sinnvoll, andere Medikamente zu reduzieren oder die Besserung von depressiven Symptomen abzuwarten.
In der akuten Manie wird dieses Zittern weitaus seltener beobachtet. Erst bei Abklingen der Episode bemerken die Patienten im Berufsleben ein leichtes Händezittern. Vor allem Menschen, die auf ihre Feinmotorik angewiesen sind, zum Beispiel technische Zeichner, Feinmechaniker oder Chirurgen, empfinden diese Nebenwirkung als extrem störend. Auch hier empfiehlt sich wieder die Verteilung der Gesamtdosis über den Tag oder eine Reduktion.
Manchmal ist auch die Gabe eines sogenannten „Beta-Blockers" angezeigt, sodass davon Betroffene keine Beeinträchtigung im Alltag erleiden müssen.
Ein Fehler wäre, Lithium sofort bei erstmaligem Auftreten des Tremors abzusetzen. Führt eine Dosisreduktion zu keiner Verbesserung, besteht noch die Möglichkeit, bei weiterer Reduktion zusätzlich einen weiteren Stimmungsstabilisator in ebenfalls niedriger Dosierung zu geben.

„Der zitternde Chirurg"

Der Patient erkrankte erstmals im 17. Lebensjahr an einer schweren Bipolaren Erkrankung mit manischen, depressiven, gereizten und psychotischen Symptomen. Von 1975 bis 1989 erhielt er eine Lithiumtherapie. Da er stabil war, beruflich als Chirurg sehr aktiv und immer bestens gelaunt, riet ihm ein Psychiater „im Vorbeigehen", das Medikament abzusetzen. Noch im selben Jahr erlitt der Patient einen Rückfall, welcher eine Krankenhausbehandlung erforderte. Er wurde erneut auf eine Phasenprophylaxe eingestellt, diesmal jedoch auf Carbamazepin. Lithium wurde vom Patienten selbst abgelehnt, da es bei ihm einen feinschlägigen Fingertremor ausgelöst hatte, wodurch er bei der Arbeit mit dem Mikroskop beeinträchtigt war. In weiterer Folge erlitt der Patient bis Ende 1993 immer wieder leichte depressive als auch hypomanische Schwankungen mit saisonalem Auftreten. In einem längeren Gespräch konnte dann geklärt werden, dass möglicherweise die Kombination von Lithium und Carbamazepin zu einem Ausbleiben auch der leichten Schwankungen führen könnte. Wegen der Sorge bezüglich des feinschlägigen Fingertremors wurde eine niedrigere Lithiumdosierung vereinbart. In weiterer Folge kam es zu einem Ausbleiben weiterer Episoden. Es gab keinen feinschlägigen Fingertremor, er fühlte sich bei seiner Arbeit bei Operationen nicht mehr beeinträchtigt, sodass eine gute Medikamententreue und Kooperation erzielt werden konnte. Der äußerst gut geschulte Patient bemerkte schon sehr frühzeitig geringste Veränderungen der Stimmung, sodass er seinen Alltag sofort darauf einstellen konnte, Termine absagte, auf einen geregelten Tag-Nacht-Rhythmus achtete und weitgehend völlig ohne zusätzliche Antidepressiva das Auslangen finden konnte. Bei regelmäßigen Spiegelkontrollen wurde auch die Veränderung der Schilddrüse in Richtung einer Hypothyreose (Unterfunktion der Schilddrüse) festgestellt, welche korrigiert werden konnte. Der Patient nimmt ein Schilddrüsenmedikament, Lithium und Carbamazepin und ist seit nunmehr 13 Jahren völlig beschwerdefrei von Seiten der Bipolaren Erkrankung. Somit kann er seinem Beruf und auch seinem Familienleben weiterhin erfolgreich nachgehen.

Vorsicht in der Behandlung mit Lithium ist auch bei bestimmten *Hauterkrankungen* geboten. Bei Patienten, die zu Akne neigen, kann es zu einer Verschlechterung beziehungsweise zu einem Wiederauftreten der Hauterscheinungen führen. Bei Patienten mit Psoriasis (Schuppenflechte) in der Vergangenheit kann ein erneuter Schub auftreten. Insgesamt wird der Verlauf dieser Hauterkrankungen nicht beeinflusst.
Es gibt nur sehr wenige Gegenanzeigen für die Lithiumtherapie (*Kontraindikationen,* also Fälle, in denen Lithium NICHT gegeben werden darf).
Dazu zählen schwere Niereninsuffizienz, akutes Nierenversagen, schwere Herzinsuffizienz oder akuter Herzinfarkt. Auch schwere Entgleisungen des Wasser- und Elektrolythaushaltes stellen eine Gefahr dar, vor allem die Hyponatriämie (ein Zuwenig an Natriumsalz im Körper).

Lithiumintoxikation

Viele bipolare Patienten werden wegen der gefürchteten Lithiumintoxikation nicht auf Lithium eingestellt. Hier kommt es immer wieder zu Missverständnissen, da bei genauem Beachten bestimmter Vorsichtsmaßnahmen das Risiko relativ gering gehalten werden kann. Wir beschreiben die Einstellung mit Lithiumsalz als Stimmungstabilisierer deswegen so ausführlich, weil in den letzten Jahren durch mangelnde Anwendung zunehmend an Wissen und Erfahrung im Umgang damit verloren gegangen ist.

Ursachen einer Lithiumintoxikation sind wie eingangs erwähnt ein Kochsalzmangel beziehungsweise hoher Flüssiggkeitsverlust. Vorsicht geboten ist also bei Abmagerungskuren, starkem Schwitzen, fieberhaften Infekten, bei Nierenerkrankungen oder schleichend bei Einnahme von „Entwässerungstabletten" (Diuretika).

Der Serumspiegel von Lithium befindet sich bis 1,5 mmol/l im Normbereich. Zwischen *1,5 und 2,5 mmol/l* können je nach Empfindlichkeit erste leichte Anzeichen einer Intoxikation (Überdosierung, Vergiftung) wie Müdigkeit, Tremor (Händezittern), Übelkeit, Konzentrationsstörungen und verwaschene Sprache auftreten. In diesem Stadium reicht die intravenöse Kochsalzzufuhr, es sollte jedoch bei ersten Symptomen ein Arzt aufgesucht werden. Zwischen *2,5 und 3,5 mmol/l* geht die Müdigkeit in „Somnolenz" über, der Betroffene ist also sehr schläfrig und reagiert kaum noch auf Ansprache, er ist verwirrt und desorientiert, der Tremor wird grobschlägig, es sind auch Muskelzuckungen zu beobachten. Bezeichnend ist auch, dass dieses Zustandsbild innerhalb von Stunden mehrmals wechseln kann. Hier ist dringend eine Krankenhausaufnahme angezeigt, zumal auch eine entsprechende Therapie („forcierte Diurese") erforderlich ist. Bei einem Serumlithiumspiegel von über *3,5 mmol/l* liegt eine lebensbedrohliche Intoxikation vor: Das Bewusstsein ist getrübt, das heißt, der Patient wird komatös; es treten generalisierte Muskelzuckungen auf bis hin zu epileptischen Anfällen, es liegen schwere Bewegungsstörungen vor (Extrapyramidalsymptome) und die Nieren sind in ihrer Funktion gestört. In diesem Stadium ist eine dringende Überwachung an einer Intensivstation mit eventueller Hämo- oder Peritonealdialyse angezeigt. Abschließend sei nochmals darauf hingewiesen, dass eine Lithiumintoxikation durch entsprechende Vorsichtsmaßnahmen und kurzfristige zusätzliche Spiegelbestimmungen vermieden werden kann.

Die häufigste Ursache für Lithiumintoxikationen ist noch immer die Unachtsamkeit von Ärzten, aber auch von Patienten, wenn sie zum Beispiel zusätzlich wegen einer Grippe Antibiotika einnehmen, oder von älteren Menschen, wenn sie zur Entlastung des Herzens Entwässerungsmittel benötigen und dem Arzt die Lithiummedikamente verschweigen oder zu erwähnen vergessen.

Lithium in Wechselwirkung mit anderen Medikamenten

Häufig wird Lithium nicht als einziges Medikament gegeben („Monotherapie"), sondern in Kombination mit anderen Psychopharmaka, also Antidepressiva, Neuroleptika oder Tranquilizer.

Wie bereits erwähnt, ist Tremor ebenso eine häufige Nebenwirkung wie Mundtrockenheit.

Diese Symptome treten vor allem zu Behandlungsbeginn auf und lassen sich durch Medikamentenreduktion verbessern oder klingen gegen Ende der akuten Episode von selber ab.

In Bezug auf die langfristige Behandlung mit Lithium ist vor allem wichtig zu wissen, welche anderen Medikamente ebenfalls den Wasser- und Elektrolythaushalt beeinflussen. (Elektrolyte: Na+, K+, Cl-, Ca++). Der Lithiumspiegel könnte sich dadurch trotz gleichbleibender Dosierung erhöhen. Diese Konzentrationserhöhung erfolgt langsam und schleichend, ehe dann die ersten Anzeichen einer Intoxikation (Vergiftung/Überdosierung) zutage treten.

Vor allem ältere Patienten, welche zusätzlich Entwässerungsmittel (Diuretika) einnehmen, sind davon betroffen.

Auch hier empfiehlt sich eine häufigere Kontrolle des Lithiumspiegels und eventuelle Dosisreduktion.
Weitere wichtige Medikamentengruppen, die den Lithiumspiegel beeinflussen können, sind Schmerzmittel aus der Gruppe der NSAR wie Diclofenac oder Ibuprofen sowie manche Antibiotika und Blutdrucksenker aus der Gruppe der ACE-Hemmer. Diese Medikamente bewirken Veränderungen an der Basalmembran der Niere und beeinflussen somit die Salzausscheidung.

Um Komplikationen zu vermeiden, ist es besonders wichtig, die Einnahme zusätzlicher Medikamente mit dem Arzt zu besprechen beziehungsweise auch zwischendurch den Lithiumspiegel bestimmen zu lassen.

Es sei an dieser Stelle noch erwähnt, dass Acetylsalicylsäure (Aspirin) keinerlei Einfluss auf den Lithiumspiegel hat.
Immer wieder beschrieben wird auch die Wechselwirkung zwischen Lithium und den sogenannten SSRIs (Antidepressiva, die auf das Serotoninsystem wirken). Man geht davon aus, dass Lithium auch auf Serotonin wirkt, und infolgedessen kann ein sogenanntes „serotoninerges Syndrom" entstehen. Dieses Zuviel an Serotonin kann sich in Unruhe, Blutdruckschwankungen, Schlafstörungen oder Hitzewallungen äußern.
Lithium hat auch einen Einfluss auf das Blutbild, indem es nämlich die Leukozyten, also die weißen Blutkörperchen, welche der Immunabwehr dienen, erhöht. In der Praxis hat dies keinerlei Relevanz. Man kann diesen Effekt aber bei der gleichzeitigen Gabe von Medikamenten, welche das weiße Blutbild verschlechtern und somit zu einer erhöhten Infektionsgefahr führen, positiv ausnützen. Lithium wirkt diesem Effekt offenbar entgegen und hat somit eine gewisse Schutzfunktion bei der Kombinationstherapie mit bestimmten Neuroleptika oder Carbamazepin.

2. Antiepileptika

2.1. Valproinsäure

Die Valproinsäure ist als Medikament zur Behandlung der Epilepsie gut bekannt.
Ihr positiver Effekt auf Stimmungsschwankungen wurde bereits 1966 von Lambert in Frankreich beschrieben, ist aber für lange Zeit wieder in Vergessenheit geraten. Erst Anfang der 90er-Jahre wurden in Amerika diesbezüglich Studien durchgeführt, und die Valproinsäure konnte sich in der Behandlung von akuten manischen Phasen erstmalig durchsetzen.
In einer Studie von Bowden im Jahr 2000 wurde vorerst kein positiver Wirkeffekt von Lithium oder Valproinsäure gegenüber Placebo (ein „Scheinmedika-

ment", also eine Substanz ohne Wirkstoff, wie zum Beispiel Zucker) aufgezeigt. Mittlerweile gibt es aber einige Studien, welche diesen Rückfall verhütenden Effekt belegen.
Valproinsäure wirkt sowohl auf Natrium- und Calciumkanäle (erregende Ionenkanäle) als auch auf den hemmenden Botenstoff GABA (Gamma-Amino-Buttersäure).
Die Halbwertszeit, also die Dauer, bis eine Substanz zur Hälfte ausgeschieden ist, liegt zwischen 12 und 15 Stunden. Dies bedeutet, dass man dieses Medikament 2x pro Tag einnehmen sollte. Valproinsäure gibt es nicht nur in Tabletten- und Saftform, sondern kann auch intravenös verabreicht werden, was vor allem in akut manischen Phasen von Vorteil sein kann.

Valproinsäure und Nebenwirkungen

Häufigste Nebenwirkungen sind Schläfrigkeit, Müdigkeit, Zittern oder Appetitschwankungen.
Vorübergehender Haarausfall wird besonders von weiblichen Patienten als sehr unangenehm empfunden.
In der Literatur wird mit unterschiedlichen Häufigkeitsangaben von einem sogenannten Polyzystischen Ovar (PZO-Syndrom) berichtet.
Valproinsäure ist auch für teratogene Schädigungen, also Missbildungen in der Schwangerschaft, bekannt.

Einen gewissen Schutz bietet hierfür die Folsäure, welche in einer Dosierung von 5 mg bereits in der Planungsphase einer Schwangerschaft eingenommen werden sollte.

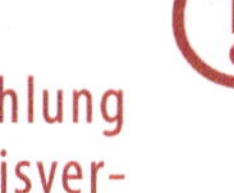

Sowohl PZO als auch erhöhte Missbildungsraten haben zu der Empfehlung geführt, dass die Valproinsäure niemals ohne entsprechende empfängnisverhütende Maßnahmen verabreicht werden sollte.

Wie bei allen Dauermedikationen gilt auch hier die besonders sorgfältige Abwägung und Aufklärung sowie Information für die betroffenen Familien. Vor allem im Vorfeld einer Schwangerschaft sollten die weiteren Maßnahmen abgeklärt werden.
Es sei noch erwähnt, dass Valproinsäure nur in äußerst geringen Mengen in die Muttermilch übertritt, das heißt, für stillende Mütter ist sie das Mittel der ersten Wahl.

Seltene Nebenwirkungen der Valproinsäure sind Schädigung der Bauchspeicheldrüse, der Leber, der Niere sowie Auswirkung auf die Blutplättchen (Thrombozyten).

Diese Schädigungen sind wie gesagt äußerst selten, müssen jedoch erwähnt werden.

Eine nicht ganz so seltene Nebenwirkung, in Medizinerkreisen jedoch nicht sonderlich bekannt, ist die Gewichtszunahme unter Valproinsäure.

Diese wird leicht übersehen, da sie langsam vonstatten geht und zu Anfang der Behandlung oftmals kein Thema ist. Im Laufe eines Jahres ist die Gewichtszunahme jedoch gleich stark wie unter einigen Antipsychotika oder unter Lithiumtherapie.
Bei manchen Menschen führt die Valproinsäure aus bisher nicht geklärten Gründen zu massiver kognitiver Leistungsbeeinträchtigung, also Störung der Konzentrations- und Merkfähigkeit. Im Einzelfall kann sogar eine schwere Encephalopathie auftreten, und das Medikament muss sofort abgesetzt werden.
Nebenwirkungen wie Appetitlosigkeit, Apathie, Übelkeit, Erbrechen können am Beginn der Therapie mit Valproinsäure auftreten. Sie können aber auch erste Anzeichen einer bereits besthenden Leberschädigung sein, das heißt, bei diesen Symptomen sollte sofort ein Arzt kontaktiert werden. Eine Blutbildkontrolle sowie Ultraschall von Leber und Bauchspeicheldrüse sollten dringend vorgenommen werden bei gleichzeitigem Absetzen des Medikaments.
Diese schwerwiegenden Nebenwirkungen sind aber eher selten und betreffen häufiger Kinder als Erwachsene.

Dosierung der Valproinsäure

Valproinsäure wird häufig viel zu niedrig dosiert. In der Behandlung der Epilepsie wird üblicherweise das Medikament langsam bis zu dem Punkt aufdosiert, an dem keine epileptischen Anfälle mehr auftreten.
In der Psychiatrie soll es vor Rückfällen in manische oder depressive Episoden schützen, und hierfür ist ein Blutspiegel zwischen 50 und 100 mcg/l optimal. Dieser wird jedoch beim erwachsenen Menschen in einer Dosierung von 2x 300 mg pro Tag meist nicht erreicht. Eine Behandlungsform in dieser niedrigen Dosierung ist somit überhaupt in Frage zu stellen.

Wechselwirkungen mit anderen Medikamenten

Ein Großteil an Medikamenten, vor allem Psychopharmaka, wird in der Leber abgebaut. Dieser Abbau erfolgt durch sogenannte Enzyme. Nun können bestimmte Medikamente diese Enzyme hemmen. Wird nun zugleich ein anderes Medikament eingenommen, das eben dieses Abbauenzym benötigt, kann es

nicht entsprechend schnell abgebaut werden, und der Blutspiegel dieses Medikaments wird über den Normwert erhöht.
Umgekehrt gibt es auch Enzym-aktivierende Medikamente, das heißt, der Abbau anderer Substanzen wird eher beschleunigt, sodass der Medikamentenspiegel zu niedrig wird und eine erhöhte Dosis verordnet werden muss.

Valproinsäure, Carbamazepin und Lamotrigin beeinflussen einander in ihrem Abbau.

Bei gleichzeitiger Gabe vor allem dieser Medikamente kann es trotz normaler Dosierung zu erhöhtem oder auch erniedrigtem Blutspiegel und in weiterer Folge zu dementsprechenden Nebenwirkungen kommen.

Durch sorgfältige Spiegelbestimmungen kann man unerwünschte Wirkungen oder mangelndes Ansprechen weitgehend vermeiden.

Valproinsäure wird üblicherweise als Natriumsalz verabreicht. Somit löst es sich im Körper sehr rasch auf und wird nahezu vollständig aufgenommen. Bereits nach einer Stunde kann man die sogenannte maximale Plasmakonzentration messen. Bei gleichzeitiger Aufnahme von Mahlzeiten verzögert sich die Aufnahme im Körper.

„Doppelt oder dreifach!"

Der Patient war ein erfolgreicher Unternehmer, und es kam im 46. Lebensjahr zur ersten stationären Aufnahme wegen Bipolarer Erkrankung. Im 53. Lebensjahr wurde er dann wegen der schweren Verlaufsform aus Krankheitsgründen frühpensioniert. 2 Jahre später begann man mit einer Lithiumtherapie, welche wegen sehr starken Tremors nicht weitergeführt werden konnte. Im 59. Lebensjahr erhielt er dann im Rahmen eines weiteren Krankenhausaufenthaltes Valproinsäure 500 mg 2x täglich, welches jedoch ebenfalls Tremor verursachte und zu einer starken Gewichtszunahme führte. Wegen der immer wieder auftretenden Episoden wurde dann im Dezember 2005 doch erneut mit Lithiumcarbonat 650 mg täglich begonnen. Bei seinem ersten Besuch in meiner Praxis im August 2006 war der Patient schwer depressiv, litt unter Schlafstörungen sowie Kreisdenken mit einem starken Lebensüberdruss bei positiver Suizidfamilienanamnese.

Die Lithiumdosis wurde von tagsüber auf abends umgestellt und auf 450 mg reduziert. Ebenso wurde mit einem atypischen Antipsychotikum mit deutlicher antidepressiver Wirkung begonnen. Die Valproinsäuremedikation wurde beibehalten. Bei den weiteren Kontrollen wurde im Sinne einer Psychoedukation dem Patienten die Erkrankung erklärt (war bislang noch nie geschehen!), der Patient konnte erkennen, dass sein früherer Alkoholkonsum, welcher zu beruflichen und familiären Problemen geführt hatte, schon zu den ersten Anzeichen seiner Erkrankung – lange vor einem stationären Aufenthalt – dazugehört hatte. Ebenso wurden die einzelnen Symptome der Depression, das Symptommanagement und Frühwarnzeichen gemeinsam mit der Ehefrau ausgearbeitet. Seit Ende August 2006 kam es zu einer deutlichen

Verbesserung der Stimmungslage, der Patient ist jetzt nicht mehr depressiv, kann gut schlafen, der Tremor ist nur mehr sehr gering. Die derzeitige Medikation beträgt Valproinsäure 1500 mg, Lithiumcarbonat 450 mg abends, Seroquel 300 mg abends. Der Patient wie auch seine Gattin beschreiben, dass das Gefühl, die Bipolare Erkrankung unter Kontrolle zu haben, so stark wie noch nie ist und die Lebensqualität enorm zugenommen hat.

2.2. Carbamazepin

Carbamazepin ist ebenfalls ein altbewährtes Mittel in der Behandlung der Epilepsie, welches durch Blockade von Natriumkanälen in den Nervenzellen wirkt. Um 1980 fand man ausgehend von Japan heraus, dass Carbamazepin auch eine antimanische und Rückfall verhütende Wirkung bei Bipolarer Erkrankung hat. Dies wurde in mehreren Studien bestätigt.

Carbamazepin ist in der Regel gut verträglich. Gelegentliche Nebenwirkungen können allergische Hautreaktionen sein, vor allem bei Patienten, welche diesbezüglich vorbelastet sind (z. B. Nickel-, Chromallergie).
Zu Behandlungsbeginn können auch Blutbildveränderungen auftreten, es können die weißen Blutkörperchen, Leukozyten, welche für die Immunabwehr zuständig sind, abnehmen, weswegen zu Beginn häufigere Kontrollen durchgeführt werden sollten.
Eine weitere Nebenwirkung, die nicht außer Acht gelassen werden sollte, ist die sogenannte „Hyponatriämie“, also ein Zuwenig an Natriumsalz im Blut. Der Normwert beträgt hier um die 135 mmol/l, bei darunterliegenden Werten sind engmaschige Kontrollen angezeigt, weil kaum Symptome vorliegen. Unter 125 mmol/l sollte Carbamazepin zur Gänze abgesetzt werden. Eine Hyponatriämie kann durch eine Vielzahl an Medikamenten ausgelöst werden, unter den Psychopharmaka hauptsächlich durch antiepileptische Medikamente, die eben auch als Stimmungsstabilisatoren eingesetzt werden.
Weitere Gründe, auf eine andere Phasenprophylaxe zurückzugreifen, sind eine zusätzliche Therapie mit sogenannten alten Antidepressiva, den „Tricyclika“. Bestimmte EKG-Veränderungen (Reizleitungsblock) oder Leberstoffwechselerkrankungen (Porphyrie) oder der Abbau von Mineralien im Knochen sind ebenfalls ein Ausschlussgrund für Carbamazepin.
Zu Beginn der Behandlung sollte man das Medikament langsam aufdosieren. Nach circa sechs Wochen ist eine Spiegelbestimmung durchzuführen, weil ab diesem Zeitraum die Leber schneller arbeitet (Autoinduktion) und der Spiegel im Blut absinkt. Der erniedrigte Spiegel kann der Grund für eine fehlende Wirkung des Medikaments sein.

Wechselwirkungen mit anderen Medikamenten

Bei Carbamazepin verhält es sich ähnlich wie bei der Valproinsäure, nämlich dass die Aufnahme im Körper sowie der Abbau sehr unterschiedlich sein können und in der Leber durch das Enzym Cytochrom P 450-3A4 beeinflusst werden. Carbamazepin kann sogar seinen eigenen Abbau beschleunigen, sodass nach vier bis sechs Wochen bei gleichbleibender Dosierung der Blutspiegel viel zu niedrig, das heißt außerhalb des therapeutischen und somit Rückfall verhütenden Bereichs liegen kann.

Carbamazepin beschleunigt auch den Abbau vieler anderer Medikamente, wie zum Beispiel von Lamotrigin oder Valproinsäure, aber auch von Antikoagulantien (also Gerinnungshemmern oder „Blutverdünnern") oder schwangerschaftsverhütenden Hormonen, also der „Pille".

Carbamazepin bewirkt eine leicht erhöhte Missbildungsrate bei Neugeborenen. Für bipolare Patientinnen, die dieses Medikament zur Phasenprophylaxe verwenden, ist die Schwangerschaftsplanung im Vorfeld besonders wichtig. Häufig sind diese Frauen nicht darüber informiert, dass die „Pille" aus oben erwähnten Gründen keinen vollständigen Schutz mehr bietet.

Umgekehrt gibt es auch Medikamente wie bestimmte Antibiotika (Erythromycin) oder Magenschutzmittel (Cimetidin), die den Carbamazepinspiegel erhöhen.

Um einen wirksamen Blutspiegel innerhalb des Normbereichs zu gewährleisten beziehungsweise unerwünschte Nebenwirkungen zu reduzieren (auszuschließen), ist gerade bei Carbamazepin die regelmäßige Blutabnahme von besonderer Bedeutung. Zusätzlich sollten alle drei bis vier Monate Blutbild, Leber- und Nierenwerte überprüft werden.

Carbamazepin und Schwangerschaft

Wie bereits erwähnt, ist unter Carbamazepin die Missbildungsrate von Neugeborenen leicht erhöht. Außerdem kann die Wirkung der „Pille" abgeschwächt sein, sodass eine ungeplante Schwangerschaft die Folge sein kann.

Besteht nun ein Kinderwunsch, sollten bereits im Vorfeld alle Risiken genau abgewogen werden. Hat sich Carbamazepin als guter Schutz vor einem Krankheitsrückfall bewährt, wird die Einnahme von 2,5 bis 5 mg Folsäure bereits vor Eintritt der Schwangerschaft empfohlen. Theoretisch kann die Folsäure das Auftreten von Missbildungen wie Spina bifida verhindern.

Als zusätzlicher Schutz empfiehlt es sich auch, Carbamazepin über den Tag verteilt einzunehmen. Durch niedrigere Dosierung kann durch zwei- bis dreimalige tägliche Einnahme der Spiegel zumindest konstant gehalten werden.

Nichtsdestotrotz ist wie bei allen Medikamenten während der Schwangerschaft erhöhte Vorsicht geboten, ein gewisses Restrisiko kann nicht ausgeschlossen werden.
Es sollte auch in die Überlegungen miteinbezogen werden, dass bei Absetzen der Medikamente ein erhöhtes Risiko für einen Rückfall in die Depression oder Manie besteht. Eine erneute Episode kann wiederum die Mutter-Kind-Beziehung beeinträchtigen.
Der Wunsch nach einem Kind sollte also mit dem betreuenden Arzt bereits im Vorfeld genau abgesprochen werden.

2.3. Lamotrigin

Lamotrigin zählt ebenfalls zu den Antiepilekta der neueren Generation.
Von Anfang an wurden auch Untersuchungen betreffend der Rückfall verhütenden Wirkung depressiver Episoden bei bipolarem Krankheitsgeschehen durchgeführt.
Es wurden bislang jedoch keine Studien über den rein depressiven unipolaren Krankheitsverlauf durchgeführt.
Lamotrigin wirkt im Zentralnervensystem hemmend auf die Natriumkanäle. Dadurch wird der Botenstoff Glutamat freigesetzt.
Bei der Einführung des Medikaments wurde eine Dosierung von 200 mg pro Tag empfohlen. Im Laufe der Zeit zeigte die neu gewonnene Erfahrung, dass möglicherweise erst eine höhere Dosis von 200–400 mg einen Rückfall effektiv verhindert, wobei es hierzu noch keine klinischen Studien gibt.

Wird Lamotrigin als Phasenprophylaxe etabliert, ist unbedingt darauf zu achten, dass mit einer Dosierung von 25 mg begonnen und diese langsam, in 14-Tages-Schritten gesteigert wird.

Bei zu schneller Steigerung können besonders bei jungen Menschen gefährliche Hautreaktionen auftreten.
Andere Nebenwirkungen vor allem zu Behandlungsbeginn sind Schwindel und Kopfschmerzen.
Es wurde auch eine sogenannte „Kreuzreaktion“ mit anderen Medikamenten beobachtet: Das heißt, jemand der Carbamazepin nicht verträgt, wird aller Wahrscheinlichkeit nach auch Lamotrigin nicht vertragen.
Lamotrigin wird über die Leber abgebaut, somit gelten hinsichtlich des Enzymstoffwechsels die gleichen Vorsichtsmaßnahmen, wie wie schon bei Carbamazepin und Valproinsäure beschrieben wurden.

Gleichzeitige Gabe von Valproinsäure bewirkt einen Anstieg von Lamotrigin im Blut, gleichzeitige Gabe von Carbamazepin hingegen einen Abfall. 

Es sei hier nochmals darauf hingewiesen, dass hinsichtlich dieser Tatsache bei Einstellung auf eine „doppelte Phasenprophylaxe" häufiger als vorgeschrieben Blutspiegelbestimmungen dieser Medikamente durchgeführt werden sollten.
Auch Lamotrigin hat eine „Wechselwirkung" mit der „Pille". Patientinnen, die beide Medikamente einnehmen, haben unter Umständen einen Lamotriginspiegel unterhalb des wirksamen Bereichs und zugleich keinen vollständigen Schutz vor unerwünschter Schwangerschaft. Es wirkt sozusagen weder das eine noch das andere Medikament.
Auch Paracetamol, ein bewährtes Schmerzmittel, kann den Lamotriginspiegel senken, das heißt, es sollte auf andere Analgetika (Schmerzmittel) ausgewichen werden.
Hinsichtlich einer Schwangerschaft wurde Lamotrigin anfangs als völlig ungefährlich eingestuft. Mittlerweile wurden einige Fälle von Kiefer-Gaumen-Spaltenbildung bekannt, weswegen auch unter der Behandlung mit Lamotrigin die gleichen Risikoabwägungen wie bei anderen Medikamenten getroffen werden sollten.

3. Nicht für die Stimmungsstabilisierung zugelassene Medikamente

Hier sollen noch einige Medikamente erwähnt werden, welche anfänglich sehr gute Effekte betreffend einer stimmungsstabilisierenden Wirkung gezeigt haben. In den kontrollierten (Plazebo-kontrollierten) Zulassungsstudien konnten diese Effekte nicht für größere Patientengruppen bestätigt werden. Deshalb sind diese Medikamente auch nicht für die Behandlung Bipolarer Erkrankungen zugelassen. Das heißt aber nicht, dass sie im Einzelfall nicht gut wirksam wären. Manchmal findet man mit den zur Verfügung stehenden Medikamenten nicht das Auslangen, sei es aus mangelnder Wirksamkeit oder schlechter Verträglichkeit. Dann müssen selbst Spezialisten zu diesen Medikamenten greifen – sozusagen als letzter Ausweg, um die Stimmungsschwankungen erfolgreich abzuschwächen.

3.1. Gabapentin

Gabapentin ist ebenfalls ein Antiepileptikum (Antikonvulsivum), unterscheidet sich jedoch chemisch von den anderen Medikamenten dieser Gruppe. In einigen Studien wurde Gabapentin hinsichtlich seiner Wirkung bei Depressions- und Angsterkrankungen untersucht.
Von Seiten der Herstellerfirma wurden jedoch weitere Untersuchungen zur Behandlung bei Depression und Bipolarer Erkrankung eingestellt, da kein signifikanter Unterschied zu Placebo festgestellt werden konnte.

Gabapentin ist ein gut verträgliches Medikament, es sind kaum Nebenwirkungen bekannt.
Heutzutage wird es hauptsächlich bei therapieresistenten Fällen (das heißt, alle anderen Medikamente führen zu keiner ausreichenden Stabilisierung im Krankheitsverlauf) eingesetzt.
Bemerkenswert sind die Untersuchungsergebnisse von Gabapentin bei sogenannten Rapid-Cycling-Patienten.
Als Rapid Cycling bezeichnet man eine besondere Verlaufsform im Rahmen des bipolaren Krankheitsgeschehens, nämlich wenn innerhalb eines Jahres mehr als vier Episoden auftreten. Die Ergebnisse in der Behandlung waren ähnlich gut wie mit Carbamazepin und/oder Valproinsäure. Gabapentin hat neben seiner guten Verträglichkeit auch noch den Vorteil, dass keine Wechselwirkung zu anderen Medikamenten besteht. Aus diesem Grund wird es häufig als Zusatzmedikament zu Lithium oder einem anderen Stimmungsstabilisierer eingesetzt.
Die Nachteile des Gabapentins liegen vor allem in der kurzen Halbwertszeit und darin, dass für die notwendige Dosis von 2000–4000 mg nur Tabletten in niedriger Dosierung zur Verfügung stehen. Das heißt, am Tag müssen viele Tabletten und mehrmals (3–4-mal täglich) eingenommen werden. Aus Einzelfallberichten geht hervor, dass der positive Effekt bereits nach ein bis zwei Wochen eintreten kann.
In der Schwangerschaft darf Gabapentin keinesfalls gegeben werden.
Es sei nochmals darauf hingewiesen, dass Gabapentin in keinem Land für die Behandlung bipolarer Störungen zugelassen ist. Somit ist es nach derzeitigem Wissensstand nur denjenigen Patienten vorbehalten, bei welchen durch andere Medikamente keine Stabilisierung erzielt werden konnte oder die sich als nicht verträglich erwiesen haben.

3.2. Topiramat

Topiramat ist ein Antiepileptikum und wie Gabapentin in der Behandlung der Bipolaren Erkrankung nicht zugelassen. Es wird jedoch bei mangelndem Ansprechen anderer Medikamente als Stimmungsstabilisierer eingesetzt.
Topirament hat den Vorteil, dass es den Appetit herabsetzt, deswegen wird es von Ärzten gerne an Patienten verschrieben, die mit Gewichtsproblemen zu kämpfen haben. Andererseits hat es den Nachteil, dass die Konzentrationsleistung deutlich beeinträchtigt werden kann. Ein kanadisches Expertengremium rät von der Verwendung von Topiramet bei Bipolarer Erkrankung ab.
Dafür gibt es keine wirklich guten Studien, sondern nur klinische Erfahrung, wobei die Firma selbst bei Bipolaren Erkrankungen diesbezüglich keine Empfehlung ausspricht.

Andere Nebenwirkungen, die aus der Literatur hervorgehen, sind die Entstehung von Nierensteinen, unangenehmer Geschmack im Mund sowie Parästhesien, also Taubheitsgefühl in den Armen.

3.3. Oxcarbazepin

Oxcarbazepin ist dem Carbamazepin ähnlich, wobei jedoch die geringfügig geänderte Struktur nicht zum Abbau derjenigen Metaboliten (Abbauprodukte) führt, welche die Nebenwirkungen von Carbamazepin verursachen. Oxcarbazepin wird weniger in der Leber abgebaut und rasch konjugiert, das heißt gebunden, und hauptsächlich über die Nieren ausgeschieden. Es ist seit langem zur Behandlung der Epilepsie am Markt erhältlich, sodass man über die Sicherheit der Substanz relativ gut Bescheid weiß. Man muss die Dosis im Vergleich zu Carbamazepin höher ansetzen. Die ersten Berichte diesbezüglich wurden bereits 1983 veröffentlicht.

Interessanterweise öffneten diese Ergebnisse eher für die Valproinsäure den Weg und nicht für das damals neue Oxcarbazepin. Neuere Studien (2003), vor allem aus den USA, berichten über relativ positive Ergebnisse bei circa der Hälfte der bipolaren Patienten bei guter Verträglichkeit.

Eine wesentliche Nebenwirkung ist die *Hyponatriämie* (ein Zuwenig an Natrium im Blut), was regelmäßige Kontrollen der Blutsalze erfordert. Ansonsten wird das Oxcarbazepin in allen Berichten als sehr gut verträglich und mit weit weniger Wechselwirkungen im Vergleich zu Carbamazepin beschrieben.

Leider ist diese Substanz nicht weiter untersucht worden, dabei stellt sie oftmals eine wesentliche Alternative vor allem in der Rückfallverhütung der Manie dar.

3.4. Kalziumkanalblocker

Kalziumkanalblocker (Verapamil, Nifedipine, Nimodipine) sind eigentlich Medikamente, die zur Behandlung des Bluthochdrucks eingesetzt werden.

Es gibt jedoch eine Untersuchung von R. Post aus dem Jahre 1998 über die Behandlung von Manien mit Kalziumkanalblockern als Monotherapie (das heißt mit einem einzigen Medikament). Bei einem Drittel der Patienten konnte dabei eine positive Wirkung festgestellt werden. Insgesamt ist die Informationslage über Kalziumkanalblocker in der Behandlung von Bipolaren Erkrankungen jedoch unzureichend.

3.5. Weitere Substanzen

Weitere Substanzen, welche in einzelnen Untersuchungen, wie auch in Fallberichten, eine positive Wirkung zeigten, sind: Tiagabine (Gabatril), Zonisamide (Zonegran), Levetiracetam (Keppra), Acetazolamide (Diamox), Anticholinesterasehemmer (Aricept), Mexilitine (Mexitil), Betarezeptorenblocker Clonidine (Propanolol).

B. Antidepressiva

Antidepressiva werden nicht nur in der Behandlung der depressiven Episode oder depressiven Symptome eingesetzt, sondern auch bei Angstsymptomen, verschiedenen Essstörungen und Zwangserkrankungen.

1996 ergab eine europäische Befragung, dass 78 % der Allgemeinbevölkerung der Meinung sind, Antidepressiva würden abhängig machen. Wie ich immer zu sagen pflege, zählen auch Ärzte zur Allgemeinbevölkerung, insofern ist zu befürchten, dass auch viele Kollegen diesem Irrglauben anhängen.

Es gibt keine einzige Untersuchung, die darauf hindeuten würde, dass Antidepressiva abhängig machen! Antidepressiva braucht man, oder man braucht sie nicht. Oftmals ist bei Angststörungen die längerfristige Gabe von Antidepressiva durchaus notwendig und sinnvoll. In der Behandlung der Bipolaren Erkrankung existiert jedoch keine einzige Untersuchung, die ihre Rückfall verhütende Wirkung belegen könnte. Antidepressiva sollten daher unbedingt mit Stimmungsstabilisierern kombiniert werden. Ein Ziel der Rückfallverhütung ist ganz bestimmt, Restsymptome völlig „wegzubehandeln", da man weiß, dass Restsymptome das Rückfallrisiko erhöhen. Es ist nicht ganz geklärt, ob es wirklich Sinn macht, Antidepressiva parallel zu den Stimmungsstabilisierern langfristig weiter zu verabreichen. Man muss im Einzelfall entscheiden, ob man einen Absetzversuch riskiert oder die weitere Einnahme sinnvoll ist.
Betreffend der Rückfall verhütenden Wirkung von Antidepressiva bei rein unipolar depressivem Verlauf gibt es nur von Venlafaxin eine 2-Jahres-Studie, welche auf einigen Kongressen in Posterform präsentiert wurde, allerdings noch nicht in publizierter Form in einem Fachjournal vorliegt. Im klinischen Alltag haben Antidepressiva eine relativ große Bedeutung, da sie bei vielen Patienten für die Rückfallverhütung einfach weiter verabreicht werden.

Einer der größten Fehler ist es, auf eine genaue Diagnostik zu verzichten und somit nicht herauszufinden, ob es sich um einen bipolaren Krankheitsverlauf handelt. Dann nämlich sind Antidepressiva alleine sicher unzureichend oder können sogar den weiteren Krankheitsverlauf negativ beeinflussen!

Antidepressiva sind seit Mitte der 50er-Jahre in Verwendung. Sie haben eine Revolution in der Depressionsbehandlung ausgelöst. Antidepressiva wirken über eine Stabilisierung der Botenstoffe Serotonin, Noadrenalin oder zum Teil Dopamin im synaptischen Spalt, das heißt bei der Übertragung der Reizleitung von einer Nervenzelle zur nächsten. Den Beginn machten die sogenannten trizyklischen Antidepressiva, deren Name sich von ihrer chemischen Beschaffenheit (3 Ringe oder 4 Ringe) ableitet. Diese wirken nicht nur auf die erwähnten Botenstoffsysteme Serotonin und Noadrenalin, sondern haben leider auch eine Menge von unerwünschten Wirkungen (Nebenwirkungen) auf andere Stellen der Nervenzelle (Rezeptoren).

Siehe Tabellen 1–3 (Seiten 136, 137)

Bei den „Nachbauten" (sogenannte Generika) werden häufig nur der Wirkstoff und der Firmenname genannt. Es ist heutzutage fast nicht mehr möglich, eine komplette Liste von Nachbauten zur Verfügung zu stellen, da ständig neue Präparate auf den Markt kommen.
Immer wieder passiert es, dass Patienten Nebenwirkungen von einem bestimmten Antidepressivum beklagen und der Arzt ihnen das gleiche Antidepressivum, nur von einer anderen Firma, weiterverschreibt (dies habe ich in meiner Praxis nicht erst einmal gehört!).

Die vielen unterschiedlichen Namen führen so nicht nur bei Patienten, sondern auch bei Ärzten zu einer umfassenden Verwirrung.

Bei den „Nachbaumedikamenten" (Generika) muss beachtet werden, dass das neue Präparat genau die gleiche Dosierung, die gleiche Abbaugeschwindigkeit und vor allem auch das gleiche Salz wie das Originalmedikament beinhaltet.

C. Die neue Bedeutung der Neuroleptika / atypischen Antipsychotika im Behandlungsverlauf der Bipolaren Erkrankung

Neuroleptika oder Antipsychotika wurden früher auch nach ihrer chemischen Gruppenzugehörigkeit eingeteilt. Heute untergliedert man diese Medikamentengruppe aufgrund ihrer Nebenwirkungen in einerseits konventionelle oder typische Neuroleptika und andererseits in die moderneren, atypischen Antipsychotika, welche ein geringeres Nebenwirkungsrisiko aufweisen.

Es ist bekannt, dass bipolare Patienten wesentlich sensibler in den Nebenwirkungen reagieren als schizophrene Patienten, sodass die Erfahrungen aus der Schizophrenieforschung nicht direkt übernommen werden können.

Sowohl in der Rate der extrapyramidalmotorischen Nebenwirkungen (das sind Bewegungsanomalien, die manchmal sehr störend sein können) wie auch in der Rate der Gewichtsprobleme gibt es hier deutliche Unterschiede zu den Schizophrenieerfahrungen. Die Anzahl der Nebenwirkungen und das Risiko des Auftretens selbst sind natürlich in hohem Maße von der Dosierung des atypischen Antipsychotikums und von der Kombination mit anderen stimmungsstabilisierenden Medikamenten oder Antidepressiva abhängig.
Der Ausdruck „chemische Zwangsjacke“ stammt aus der Ära der alten, sogenannten typischen Neuroleptika. Damit war gemeint, dass Patienten zwar in ihrem Antrieb (motorisch) gebremst und sozusagen „eingemauert“ waren, der im Rahmen der Manie beschleunigte Gedankenfluss hingegen weiter„raste“.

Die neue Bedeutung der atypischen Antipsychotika liegt darin, dass sie nicht mehr nur in der Akutbehandlung eine wertvolle Hilfe darstellen, sondern neuerdings auch in der Rückfallverhütung vermehrt wissenschaftlich untersucht werden.

Im klinischen Alltag werden sie bereits vielfach eingesetzt, jedoch ist für Arzt und Patient zu berücksichtigen, dass derzeit atypische Antipsychotika bei der Bipolaren Erkrankung in jeweils unterschiedlichen Phasen –

akute Manie, bipolare Depression, Rückfallverhütung der Manie, Rückfallverhütung von Manie und Depression, Rückfallverhütung als Zusatz zu einem etablierten Stimmungsstabilisator

– in verschiedenen Ländern von den Gesundheitsbehörden unterschiedlich zugelassen sind. Wir haben davon Abstand genommen, dies für das jeweilige Land in einer Tabelle anzuführen, da laufend Veränderungen im Sinne von Neuzulassungen zu erwarten sind (siehe Seite 138).

D. Die medikamentöse Therapie in der akuten Episode

1. Manie

In der akuten manischen Phase werden üblicherweise Neuroleptika gegeben. Häufig wird auch Valproinsäure verabreicht.

Den Internationalen Behandlungsrichtlinien zufolge (siehe Seite 125) werden vor allem Lithium, Valproinsäure und in Europa auch Carbamazepin vorgeschlagen. In jüngster Zeit gelangen immer mehr atypische Antipsychotika wie Olanzapin, Risperidon, Quetiapin und Ziprasidon zum Einsatz.

Auch Aripiprazol ist in anderen Ländern für die Behandlung der akuten Manie bereits zugelassen. Im stationären Bereich kommen kurzfristig auch noch ältere, sogenannte „typische Neuroleptika" zur Anwendung, vor allem bei schweren Episoden. Haloperidol zum Beispiel hat den unschätzbaren Vorteil, dass es auch intravenös gegeben werden kann.

Bei leichteren Manien und vor allem, wenn die Betroffenen schon auf ein Medikament eingestellt sind, wird man versuchen, mit dem Phasenprophylaktikum alleine das Auslangen zu finden.

Bei schwereren Manien kann nur der geschulte Fachmann in Absprache mit den Betroffenen höhere Dosierungen verwenden. Es ist nicht bekannt, warum in der akuten Manie von den Patienten trotz hoher Dosierungen oft überraschend wenige Nebenwirkungen beklagt werden. Diese Nebenwirkungen machen sich häufig erst dann bemerkbar, wenn die akute Episode abklingt. Für Arzt und Patient ist das zugleich ein relativ sicheres Zeichen für eine Dosisreduktion. Manchmal ist es unumgänglich, zusätzlich atypische Neuroleptika oder, wie sie heute genannt werden, Antipsychotika zu verwenden, vor allem wenn im Rahmen der Manie psychotische Symptome auftauchen. Die genannten Antipsychotika werden derzeit Untersuchungen zufolge betreffend die akut antimanische Wirkung auch auf ihre Rückfall verhütende Wirkung untersucht. Bislang ist nur ein Antipsychotikum in Österreich für die Rückfallverhütung nach einer manischen Episode zugelassen, nämlich Olanzapin. Einige der neuen atypischen Antipsychotika dürften, wenn sie das halten, was in den ersten Untersuchungen zu sehen ist, auch aus folgenden Gründen für eine Langzeitbehandlung geeignet sein.

1. **Natürlich sprechen nicht alle Patienten auf die bisherigen Medikamente wie Lithiumsalze oder Antiepileptika an, und somit sind Alternativen dringend erforderlich.**
2. **Vor allem in Kombination mit den bisherigen Phasenprophylaktika werden die besten Rückfall verhütenden Ergebnisse erzielt!**
3. **Einige dieser Medikamente wie Ziprasidon und Aripiprazol (derzeit die wenigsten Untersuchungen) führen kaum zu einer Gewichtszunahme.**

Hier stehen in den nächsten Jahren noch einige Erkenntnisse bevor, derzeit können bezüglich einer Langzeitbehandlung mit diesen neuen Medikamenten noch keine klaren Aussagen getroffen werden. Bei Vorträgen habe ich vielerorts den Eindruck gewonnen, als gäbe es hier keine Unklarheiten. Sieht man sich die Patientenzahlen und vor allem die Patientenauswahl (es handelt sich vornehmlich um nordamerikanische Untersuchungen im ambulanten Bereich) an, so bleiben doch etliche Fragen offen: Wie sehen die Rückfall verhütende Wirkung sowie die Verträglichkeit und die Auswirkungen auf die Nervenzellen über einen längeren Beobachtungszeitraum aus?

Benzodiazepine und Hypnotika haben einen eher untergeordneten Stellenwert, sind aber, vor allem bei schweren manischen Episoden, manchmal kurzfristig zur Beseitigung der zum Teil sehr *schweren Schlafstörungen und der massiven Antriebssteigerung* notwendig. Die Aufrechterhaltung des Tag-Nacht-Rhythmus ist eines der primären Behandlungsziele.

2. Depression

Amerikanischen Therapierichtlinien zufolge wird bei Wiederauftreten einer Depression primär immer noch ein Stimmungsstabilisierer in adäquater Dosierung empfohlen. Die europäischen Richtlinien hingegen empfehlen bei Auftreten einer Depression im Rahmen eines manisch-depressiven Krankheitsgeschehens die Kombination eines Antidepressivums mit einem Stimmungsstabilisierer, wobei Lithium und Lamotrigin die besten Ergebnisse aufwiesen. Leider passiert es immer noch allzu häufig, dass ein Antidepressivum als alleinige Therapie verwendet wird. Ohne die Kombination mit einem Stimmungsstabilisierer läuft man Gefahr, dass die negativen Effekte der Antidepressiva auf den Krankheitsverlauf, wie Beschleunigung der Erkrankung oder Kippen in eine hypomanische oder manische Phase, zum Tragen kommen.
Bei sehr schweren, vor allem wahnhaften depressiven Episoden können sich auch atypische Antipsychotika als sehr hilfreich und sinnvoll erweisen. Olanzapin war das erste Medikament, das diesbezüglich in Studien seine positive Wirkung belegen konnte. In Amerika wurde zuletzt das atypische Antipsychotikum Quetiapin bereits in einer Dosierung von 300 mg zur Behandlung der bipolaren Depression zugelassen. Mit Ziprasidon und Aripiprazol werden derzeit Studien in der Behandlung der bipolaren Depression durchgeführt. Auch in der Depressionsbehandlung sind Tranquilizer, Benzodiazepine und Hypnotika von untergeordneter Bedeutung. In der Akutphase können sie ohne Weiteres verwendet werden, in weiterer Folge jedoch sollten sie nur sehr sparsam und unter strenger Überwachung verordnet werden (siehe Tabellen 1–3 im Anhang).

3. Gemischte Episode

Die gemischte Episode stellt in der Akutbehandlung eine besondere Herausforderung dar und sollte nur in die Hände eines geschulten Psychiaters gelegt werden. Da die Symptome einerseits aus der Manie, andererseits aber auch aus der Depression hervorgehen können, ist es in der medikamentösen Therapie nicht immer leicht, eine Balance zu finden, welche den Patienten nicht allzu sehr beeinträchtigt.

Auch hier sind die Mittel der ersten Wahl Stimmungsstabilisierer.

Zusätzlich sollten auch, je nach vorherrschender Symptomatik, atypische Antipsychotika beziehungsweise mit Vorsicht auch Antidepressiva eingesetzt werden.

4. Rapid Cycling

Auch Rapid Cycling ist nicht ganz einfach in den Griff zu bekommen, vor allem gibt es hierfür noch relativ wenig gesicherte Daten von größeren Patientengruppen. Durch die Unstetigkeit des Zustandsbildes unterbrechen die Betroffenen leider sehr häufig die Behandlung, sodass ein Medikament nicht wirklich beurteilt werden kann.

Nach derzeitigem Wissensstand haben sich ebenfalls Stimmungsstabilisierer sowie die atypischen Antipsychotika sehr gut bewährt. Wichtig ist eine langfristige, durchgehende Medikamenteneinnahme, welche oftmals nur im Krankenhausbereich oder in enger Zusammenarbeit mit der Familie erfolgen kann.

Die meisten Behandlungsrichtlinien empfehlen Valproinsäure, an zweiter Stelle Lithium und dann erst Antipsychotika. Eine Untersuchung von Calabrese (2005) zeigte, dass bei regelmäßiger Tabletteneinnahme Lithium und Valproinsäure gleich gut wirksam sind. Wie bereits erwähnt, liegt das Hauptproblem in der regelmäßigen Tabletteneinnahme, da fast zwei Drittel aller Patienten wegen unregelmäßiger Einnahme bei dieser Untersuchung in beiden Behandlungsgruppen ausgeschieden sind.

Ein wichtiger Aspekt, sowohl bei der gemischten Episode wie auch beim Rapid Cycling, ist die vorherrschende Symptomatik. Zeigt sich die Verhaltensauffälligkeit hauptsächlich im manischen Bereich, sind eher Lithium, Valproinsäure, Carbamazepin und atypische Antipsychotika anzuwenden. Entstammen die Hauptsymptome eher dem depressiven Bereich, so ist Lithium, Lamotrigin und möglicherweise auch Antidepressiva der Vorrang einzuräumen.

E. Die medikamentöse Therapie in der Erhaltungsphase

Welches Medikament auch immer zu einer erfolgreichen Verbesserung für den betroffenen Menschen geführt hat, dieses sollte nicht sofort reduziert werden.

Erst nach Stabilisierung der Symptome über mehrere Tage und in der gewohnten Umgebung zuhause kann man vorsichtig mit der Dosisreduktion beginnen (siehe Seite 54).

Als Erstes sollten Tranquilizer oder Hypnotika ausgeschlichen, d. h. langsam reduziert werden. Falls aus der Vorgeschichte eine Abhängigkeitsproblematik bekannt ist, muss man diese berücksichtigen. Ein zu rasches Absetzen ist dann nicht immer möglich. Als Nächstes können dann Antidepressiva über einen Zeitraum von mehreren Wochen reduziert werden.
Je nach bisherigem Krankheitsverlauf ist mit den Betroffenen gemeinsam zu beraten und zu entscheiden, ob eine minimale Dosis eines Antidepressivums beibehalten werden soll oder nicht.

Hier ist die genaue Diagnostik, nämlich ob es sich um eine unipolar wiederkehrende Depression oder um eine depressive Episode im Rahmen einer Bipolaren Erkrankung (bipolare Depression) handelt, sehr wichtig (siehe Seite 18).

Die Erhaltungsdosis jedenfalls sollte mehrere Monate beibehalten werden. Jegliche abrupte Medikamentenveränderung sollte man vermeiden, das heißt, die Betroffenen sollten immer genügend Medikamente bei sich haben und dies zum Beispiel auch berücksichtigen, wenn der behandelnde Arzt in Urlaub ist oder sie selber verreisen möchten! Dies ist ein banaler, aber ganz wichtiger Aspekt, weil es dadurch häufig zu einem abrupten, wenn auch ungewollten Absetzen der Medikamente kommt.

F. Die medikamentöse Therapie zur Rückfallverhütung

Schon bei der Auswahl der Medikamente für die Akuttherapie sollte der Gesamtverlauf der bisherigen Stimmungsschwankungen miteinbezogen werden. Menschen, bei denen die manischen Episoden oder das Stimmungshoch in ihrem bisherigen Leben am meisten für „Unruhe" gesorgt haben, sollten bereits von Anfang an Stimmungsstabilisierer wie Lithium, Valproinsäure, Carbamazepin oder atypische Antipsychotika erhalten.

Es ist oftmals für die Patienten schwer zu verstehen, dass – obwohl sie sich in einer relativ guten Stimmungslage befinden – die Medikation auf ein völlig neues Medikament umgestellt wird, dessen Verträglichkeit sie noch nicht kennen und welches sie auch noch nicht als positiv erlebt haben (Herausführen aus der akuten Krankheitsphase).

Die Rückfall verhütende Medikation muss unseres Erachtens ausführlich mit den Betroffenen und möglicherweise auch mit deren Familien besprochen werden.

Viele Menschen sind der Ansicht, keine Medikamente zu nehmen sei gleichbedeutend mit völliger Gesundheit. Dieser Glaube ist wahrscheinlich das größte Hindernis für eine erfolgreiche Rückfall verhütende Therapie.

Wer diesen Satz verinnerlicht hat und als höchstes Ziel vor sich herträgt, wird nie bereit sein, langfristig ein Medikament einzunehmen, um ein völlig normales Leben führen zu können. Durch die, wie es Mogens Schou bezeichnete, „Normalisierung der Auslenkungen der Stimmungsschwankungen" wird das Leben wieder planbar. Die Genussfähigkeit normalisiert sich, Beziehungen und Berufsausbildungen können wieder ihren „normalen" Lauf nehmen. Was Maniker häufig vergessen, ist das Faktum, dass im sogenannten freien Intervall möglicherweise zwar die Kreativität vermindert sein kann, auf Dauer gesehen die Produktivität aber gesteigert wird. All diese Aspekte sollten mit den Betroffenen und mit deren Familien ausführlich besprochen werden. Wir versuchen all diese Informationen auch in Form von Psychoedukationsgruppen (siehe Seite 93) den Patienten näherzubringen.
Die Entscheidung für die langfristige Einnahme eines Stimmungsstabilisators steht in engem Zusammenhang mit der Entscheidung für ein planbares Leben. Die Therapie mit einer Phasenprophylaxe und sämtlichen Konseqenzen sollte schon frühzeitig besprochen werden.

Ebenso sollte bereits zu Behandlungsbeginn erwähnt werden, dass der gewünschte Erfolg mitunter nicht sofort eintritt, sondern erst nach längerfristiger Einnahme.

Der Effekt einer Phasenprophylaxe macht sich erst langsam bemerkbar im Sinne eines Abnehmens der Episodentiefe, das heißt, die Stimmungsschwankungen werden langsam, aber sicher über einen längeren Zeitraum geringer. Somit werden sie für die betroffene Person selbst früher erkennbar und besser steuerbar.

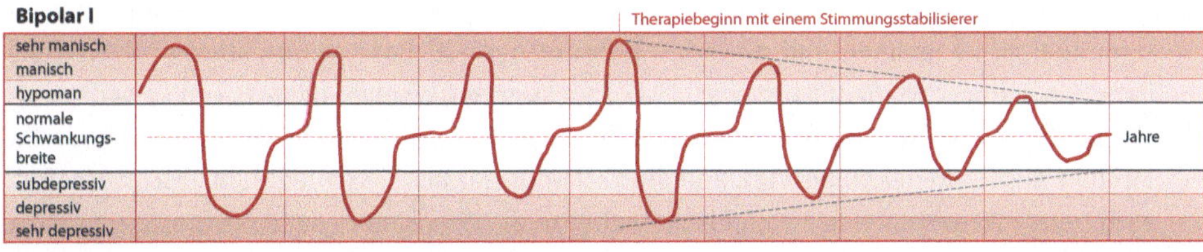

Abb. 5. Langsame Abnahme der Episodentiefe

Immer wieder trifft man auf Angehörige, welche in Unkenntnis der bipolaren Stimmungsschwankungen sagen: „Du kannst nicht ein Medikament nehmen und dadurch deine Verantwortung abgeben." Solche und ähnliche Aussagen sind meist von Unwissenheit oder falschem Stolz geleitet.

Unseres Erachtens ist es die größte Verantwortung, die ein Mensch auf sich nehmen kann, dass er sein eigenes Leben so ernst nimmt, dass er sogar bereit ist, ein Medikament dauerhaft und ohne Pausen einzunehmen!

Dies ist sicher keine leichte Entscheidung, und dafür braucht es Geduld, Einfühlungsvermögen, aber auch sorgfältige und gewissenhafte Information.

Meinungen und Hoffnungen sind hier verständlich, aber nicht sonderlich hilfreich.

Manchmal sind auch zwei oder mehrere Medikamente notwendig, um eine Stabilisierung der Stimmungslage herbeizuführen. Dies ist vor allem dann der Fall, wenn diese Stimmungsschwankungen bereits über Jahre oder Jahrzehnte andauern und bislang nie versucht wurde, sie in den Griff zu bekommen.

Erstes Therapieziel sollte es sein, den Betroffenen einen Krankenhausaufenthalt zu ersparen. Der nächste Schritt könnte zum Beispiel bedeuten, auch ohne Krankenstandstage das Auslangen zu finden.

Unter der Therapie mit Lithium gibt es eine jahrzehntelange Erfahrung über die Rückfall verhütende Wirkung. Manchmal ist es notwendig, das Medikament über einen Zeitraum von zumindest zwei Jahren regelmäßig einzunehmen, um den gewünschten Erfolg der Rückfallverhütung auch die nächsten Jahrzehnte zu verspüren.

„Die klassische Lithium-Patientin"

Die beschwerdefreie 56-jährige Patientin meldet sich in meiner Ordination erstmals 2006, da ihr Arzt in Pension gegangen ist und sie gerne einen Ansprechpartner hätte, falls sie Probleme mit der Psyche haben sollte. Sie nimmt seit Jahren Lithiumtabletten 450 mg 2x ½.
1974 erkrankte sie erstmals an einer Depression, dann folgten 3 weitere depressive Episoden, welche jeweils mit Antidepressiva behandelt worden sind. 1978 wurde mit einer Lithiumtherapie begonnen und diese bis 1985 fortgesetzt. Dann wurde abgesetzt, weil die Patientin völlig schwankungsfrei war. 1987 kam es erneut zu einer depressiven Episode, welche besonders schwer war und einen neunwöchigen Aufenthalt im Krankenhaus erforderte. Lithium wurde wieder eingesetzt, und die Patientin war bis 1992 wiederum beschwerdefrei. 1992 wurde wegen einer Schwangerschaft abgesetzt. 1993 kam es dann postpartale zu einer 2 Monate andauernden Depression, worauf wieder mit der Lithiumbehandlung begonnen

worden ist. 1997 wurde abermals wegen einer Schwangerschaft abgesetzt. 1998 konnte im Anschluss an die Entbindung 4 Monate lang gestillt werden, die Patientin verspürte jedoch eine leichte Verschlechterung der Stimmungslage und des Antriebs und begann wieder mit der Einnahme der Lithiumtabletten. Seither ist sie wiederum durchgehend beschwerdefrei. Sie geht ihrem akademischen Beruf nach und hat Familie. Rückblickend teilte sie mir mit: „2 Jahre meines Lebens habe ich in Phasen verbracht, Hypomanien waren immer nur kurz, die Depressionen waren deutlich im Vordergrund. Dies ist eine klassische Beschreibung eines Bipolar II-Verlaufes mit erfolgreicher Lithiumtherapie. Da es keine unerwünschten Wirkungen gab und die Patientin sozial sehr gut integriert ist, wurde die Aufteilung der Lithiumtabletten beibehalten.

Von Carbamazepin gibt es bis zu Drei-Jahres-Studien im Vergleich zu Lithium, welche die gute Rückfall verhütende Wirkung belegen. Alle anderen Medikamente wurden bislang lediglich über einen Zeitraum von sechs bis achtzehn Monate untersucht. In der modernen Forschung (in den letzten sechs Jahren) wurde zur Beurteilung der Rückfall verhütenden Wirkung immer nur der Zeitpunkt bis zum Eintreten der nächsten Episode herangezogen. War dieser Zeitpunkt signifikant später als Placebo (ein Medikament ohne therapeutische Wirkung), so wurde das Medikament für die Rückfallverhütung auch zugelassen. Zu diesen Medikamenten zählt unter anderem die Valproinsäure, welche durch die relativ gute Verträglichkeit und Kombinierbarkeit mit anderen Medikamenten häufig von Ärzten empfohlen wurde. Alle anderen atypischen Antipsychotika wie auch das Antiepileptikum Lamotrigin wurden über einen Zeitraum von 12–18 Monaten untersucht.

VI NICHTMEDIKAMENTÖSE BEHANDLUNG BEI BIPOLARER ERKRANKUNG

1. Psychotherapie bei Bipolarer Erkrankung

In der Psychotherapie entscheidet schon das allererste Zusammentreffen zwischen Arzt und Patient über den weiteren Verlauf: Die Therapie kann bei dieser ersten Begegnung beginnen oder bereits zu Ende sein. Wesentlich mitbestimmend für dieses erste Treffen ist auch der Zeitpunkt, an dem es stattfindet: ob in einer Akutphase (manisch, depressiv, gereizt-dysphorisch) oder im sogenannten freien Intervall, also in einer Phase mit relativ geringen oder gar keinen Symptomen. Manchmal geraten von Stimmungsschwankungen Betroffene unter zunehmenden Leidensdruck und beginnen eine Psychotherapie mit der Absicht, etwas an ihrem Leben zu ändern. In einer psychisch stabilen Phase sollten zu Therapiebeginn zunächst Diagnose und weitere mögliche Behandlungsschritte klar besprochen werden.

Im Jahre 2002 hat eine Gruppe der Amerikanischen Selbsthilfe-Vereinigung gemeinsam mit Experten beschrieben, dass die Punkte Information über die Erkrankung sowie das Arbeiten an der Akzeptanz der Erkrankung die beiden mit Abstand wichtigsten Punkte sind.

Dies erscheint uns als besonders erwähnenswert. Eine gleichberechtigte Therapeut-Patienten-Beziehung setzt voraus, dass der sogenannte „mündige" Patient so viel als möglich an Information über die Facettenhaftigkeit und Vielfältigkeit seiner Erkrankung erfährt. Für den Therapeuten ist es wichtig aufzuspüren, welche Erfahrungen der Patient in seinem bisherigen Leben mit Stimmungsschwankungen gemacht hat, seine Sichtweise darüber und den Umgang damit. Diese Menschen sollen sich ein eigenständiges Bild darüber machen können, was von dem bisher Erlebten Teil der Erkrankung war und was zum alltäglichen Leben gehört hat. Dieses nochmalige Betrachten früherer Lebensabschnitte kann für Betroffene sehr entlastend sein. In der Vergangenheit getroffene wichtige Entscheidungen erscheinen durch neu gewonnene Sichtweisen oftmals in völlig anderem Licht. Bipolare Patienten quält häufig ihr „schlechtes Gewissen". Sie fühlen sich schuldig und willensschwach, weil sie vermeintlich in Phasen der Depression der damit verbundenen Antriebslosigkeit zu sehr nachgegeben oder sich in der Manie allzu leichtsinnig verhalten haben. Psychotherapie kann

hier Erleichterung schaffen, Symptome sind Teil der Erkrankung und nicht auf persönliches Fehlverhalten oder Charakterschwäche zurückzuführen oder, wie Stefan Zweig es in „Die Heilung durch den Geist" formuliert hat: Krankheit entsteht auf „natürlichem" Wege, also völlig sinnlos und unverschuldet.
Manchmal jedoch führt dieses neu gewonnene Wissen zur bitteren Erkenntnis, dass der Lebensweg bei entsprechender und frühzeitiger Behandlung auch anders hätte verlaufen können. Möglicherweise hätte man eine begonnene Ausbildung zu Ende gebracht oder sich vielleicht die schmerzhafte Trennung vom Partner erspart. Oder man gelangt zu der schmerzhaften Einsicht, dass eine vermeintlich hervorragende Entscheidung im Rahmen einer Manie vor einem viel zu euphorischen Hintergrund getroffen worden ist.
Über diese ständige Informationsweitergabe gerät man auch in eine fortwährende Konfrontation. Diese soll den Betroffenen ermöglichen, ein sogenanntes „Symptommanagement" zu erarbeiten, sodass sie einzelne Symptome in Zukunft viel früher erkennen können. Dieses Arbeiten an der Akzeptanz beinhaltet das Benennen von Verhaltensmustern oder Symptomen sowie ein frühzeitiges Erkennen und Gestalten der ersten Symptome, egal ob Manie, Depression, gemischte Episode oder Gereiztheit.

Lange vor einer Medikamentendiskussion können Betroffene bereits in die Erkrankung und somit in ihr Leben gestalterisch eingreifen. Sie sind den Symptomen nicht länger ausgeliefert, sondern haben selbst auch die Möglichkeit und Verantwortung, direkt miteinzugreifen.

Psychoedukation und spezifische Formen der Psychotherapie Bipolarer Erkrankungen

Seit einigen Jahren wird in *Psychoedukationsseminaren* diese Information zusammen mit Symptommanagement und der Ausarbeitung einer frühen Symptomerkennung am Beginn einer Episode an bipolar Erkrankte und deren Angehörige herangetragen.
In Deutschland gibt es auch spezielle Veranstaltungen und Ganztagsseminare für Ärzte, um die Besonderheiten der Bipolaren Erkrankung besser erkennen und früher darauf eingehen zu können.

Untersuchungen der letzten Jahre in Amerika, Deutschland, England und Spanien haben gezeigt, dass zur Stabilisierung von Stimmungsschwankungen mit einer Kombination von Medikamenten und Psychoedukation die besten Ergebnisse erzielt werden konnten.

Aus Barcelona gibt es bereits eine Fünf-Jahres-Nachuntersuchung über diese

Kombinationstherapie. Im deutschsprachigen Raum findet man auch eine Menge an leicht lesbaren Büchern über Methode und Inhalt der Psychoedukation, welche hauptsächlich in Gruppen abgehalten wird (siehe Website www.dgbs.de). Für andere psychotherapeutische Techniken existieren nur kürzere Nachuntersuchungen über einen Zeitraum von ein bis zwei Jahren nach akuten manischen oder depressiven Episoden. Auch diese Untersuchungen bestätigen, dass die Kombination von Stimmungsstabilisierern und therapeutischen Gruppen die beste Rückfall verhütende Wirkung aufweist. In diesen psychotherapeutischen Gruppen findet eine intensive Auseinandersetzung über das Leben mit einer Bipolaren Erkrankung, über den Verlauf und die Einbindung in den Alltag statt.

Uns ist keine größere Untersuchung bekannt, die aufzeigt, dass nur mit Hilfe psychotherapeutischer Techniken, also ohne zusätzliche medikamentöse Behandlung, ein erneutes Wiederauftreten manischer oder depressiver Episoden verhindert werden kann.
Man darf auch nicht vergessen, dass derartige Untersuchungen weltweit in hochspezialisierten Kliniken stattfinden. Man kann also nicht von jedem Arzt oder Psychotherapeuten erwarten, dass er sich dieses vertiefte Wissen aneignet. Erst kürzlich berichtete J. Scott, eine der erfahrensten klinischen Psychologinnen und Verhaltenstherapeutinnen auf diesem Gebiet (August 2006, J. Scott), dass in der Rückfall verhütenden Behandlung einzelne psychotherapeutische Techniken möglicherweise keinen Vorteil gegenüber regelmäßigen Gruppensitzungen bieten, welche sich mit der Erkrankung und dem Umgang damit intensiv auseinandersetzen.

Diese zum Teil (Barcelona, Newcastle) bereits über die letzten fünf Jahre gewonnenen Erfahrungen über die Behandlung der Bipolaren Erkrankung mit einer Kombination von Medikamenten, Psychotherapie und Psychoedukation lassen keine Rückschlüsse auf andere psychotherapeutische Techniken zu. Soweit uns bekannt ist, gibt es nur wenige, meist Einzelfallberichte anderer psychotherapeutischer Richtungen. So gibt es aus der Tiefenpsychologie zwar eine Fülle an theroetischen Überlegungen und ebenfalls Einzelfallberichten der letzten Jahrzehnte, jedoch lassen sich daraus keine klaren Handlungsansätze ableiten. An dieser Stelle möchten wir besonders die in der Literatur mehrfach zitierten Arbeiten aus dem Bereich der fokalen Therapie erwähnen, einer tiefenpsychologischen Technik speziell für Bipolare Erkrankung, sowie diejenigen aus dem Bereich der systemischen Familientherapie, wobei der Amerikaner David Miklowitz mit dem „Bipolar Survival Guide“ besondere Pionierarbeit geleistet hat. In Pittsburgh entwickelte eine Arbeitsgruppe die IPT (InterPersonelle Psychotherapie). Das deutsche Buch dazu stammt von Elisabeth Schramm aus Freiburg. Ursprünglich wurde diese Technik für rezidivierende, also wiederkehrende Depressionen entwickelt, später auch erfolgreich auf Bipolare Erkrankungen ausgeweitet. Ebenfalls von Pittsburgh nahm die SRT (Social Rhythm Therapy) ihren Ausgang. Hierbei geht es neben der interpersonellen Ebene auch um die detaillierte Ausarbeitung eines Tagesplans. Dieser sollte sowohl in manischen als auch depressiven Phasen so strikt als möglich eingehalten werden, um einen geregelten Tag-Nacht-Rhythmus aufrechtzuerhalten.

Kognitive Verhaltenstherapie

Diese Therapieform beschäftigt sich hauptsächlich mit teilweise unbewussten oder unreflektierten Gedankengängen, Lebenserwartungshaltungen und Verhaltensmustern, welche die Entstehung von Depression und Manie begünstigen.

Ziel dieser Therapieform ist das Erlernen neuer Verhaltensmuster und die Reduktion stressbegünstigender Faktoren.

Interpersonelle Therapie

Diese Form der Thearpie hat neben Informationsweitergabe und Symptommanagement vor allem zum Ziel, Beziehungskonflikte aufzuarbeiten. Diese sollen nicht zur Belastung werden und die Erkrankung erneut hervorrufen.

Soziale Rhythmustherapie

Diese Form der Therapie wurde ursprünglich für Depressionen entwickelt, um neue Tagesroutinen zu entwickeln und vor allem auch beizubehalten.

Hierbei wird besonders auf einen geregelten Tag-Nacht-Rhythmus, geregelte Essenszeiten und regelmäßige sportliche Aktivitäten Wert gelegt. In Zeiten der Depression ist es am wenigsten förderlich, der Antriebslosigkeit nachzugeben und im Bett zu bleiben.

Auch wenn es noch so schwer fällt, nur durch Liegen und darauf Warten wird dieser Zustand sich nicht ändern. Es wird auch erörtert, welche Verhaltensmuster und Lebensgewohnheiten den Ausbruch von Depression oder Manie begünstigen.

Ein typisches Beispiel für die Auslösung oder die Verstärkung einer Manie wäre das späte Zubettgehen oder gar ein Schlafentzug.

Dies passiert leider immer wieder auch im Zusammenhang mit Alkohol und

Drogen. Substanzmissbrauch verringert die natürliche Eigenkontrolle und Eigenverantwortlichkeit. Ebenso kann die Wirkung eingenommener Medikamente durch einen beschleunigten Abbau in der Leber deutlich reduziert werden.

Das Thema Alkohol und Drogen ist deswegen von Bedeutung, da bekannterweise 40 % der unbehandelten bipolaren Patienten deutliche Alkohol- und Drogenprobleme aufweisen.

Das Ausarbeiten eines Tagesrhythmus im psychisch gesunden, freien Intervall soll als stabilisierender Faktor auch am Beginn von Episoden mithelfen, die Auslenkungen der Stimmungslage einzuschränken.

Bei all diesen Therapieformen sind die wichtigsten Faktoren:

- Information
- Arbeiten an der Akzeptanz der Erkrankung
- Stabilität im Lebensrhythmus (Alltag, Essen)
- Frühwarnzeichen erkennen
- Stressmanagement
- Notfallplan

Was ist ein Notfallplan?

In einem Notfallplan wird schriftlich ausgearbeitet, welche Personen innerhalb Familie, Freundeskreis oder auch am Arbeitsplatz über die Erkrankung und vor allem die Frühwarnzeichen genau informiert sind.

Schriftlich wird festgehalten, welche Vertrauensperson erste Symptome ansprechen darf. Diese Maßnahme soll verhindern, dass Patienten aus falschem Schamgefühl heraus versuchen, einen erneuten Krankheitsrückfall zu verbergen. Der Beginn einer depressiven Episode geht oft mit einem Gefühl von Ohnmacht einher, „Nicht schon wieder!". Auch in einer dysphorisch-gereizten Episode oder Manie ist es wichtig festzuhalten, ab wann und in welcher Form eine Vertrauensperson einschreiten darf.

Weiters beinhaltet der Notfallplan auch Namen und Erreichbarkeit des behandelnden Arztes. Schriftlich wird festgelegt, bei welchen Symptomen oder Problemen dieser Arzt des Vertrauens verständigt werden soll.

Im Falle, dass der Patient selber keinen Kontakt aufnehmen will oder dazu nicht in der Lage sein sollte, wird im Vorfeld bestimmt, wer diese Funktion an seiner statt übernimmt.

Psychotherapie, an wen kann ich mich wenden?

Bipolare Patienten, die sich über die unzähligen Psychotherapieangebote informiert haben, treten oft mit der Frage an uns heran, welche Therapieform wir hinsichtlich ihrer Erkrankung empfehlen würden. Letztendlich ist es nicht die psychotherapeutische Schule (Ausbildung), die zählt, sondern das Wissen und vor allem die Erfahrung des Arztes oder Therapeuten mit Bipolarer Erkrankung. Die Vielfältigkeit von Erscheinungsbild und Krankheitsverlauf fordert entsprechende Kenntnisse und Flexibilität in der Therapie.
Sowohl die psychiatrische als auch die psychotherapeutische Lehre hat hier sicherlich einigen Nachholbedarf, da die zuvor erwähnten Forschungsergebnisse erst in den letzten ein bis fünf Jahren veröffentlicht beziehungsweise fertiggestellt worden sind. Dies macht es Betroffenen wie auch deren Angehörigen nicht unbedingt leichter, umso wichtiger erachten wir daher die Sensibilisierung der Professionisten für das Thema „bipolar".

So wie Betroffene durch ausreichende Information und natürlich durch ihr subjektives Erleben von Krankheitssymptomen mehr und mehr zu ihren eigenen Experten werden, genauso müssen sich Angehörige, Therapeuten und Ärzte darum bemühen, Experten für Bipolare Erkrankungen zu werden.

Leider wird oftmals in therapeutischen Gesprächen das Wesen der Bipolaren Erkrankung samt seinen Folgen zu wenig berücksichtigt. So wird das subjektive Erleben der Patienten, auch bezogen auf Situationen aus der Vergangenheit, manchmal zu sehr in den Vordergrund gestellt. Oder Therapeuten handeln anhand ihrer persönlichen, manchmal nicht sehr umfassenden Erfahrung mit Bipolaren Erkrankungen.

„Erfahrung des Therapeuten mit Bipolarer Erkrankung"
Vor wenigen Monaten erst sagte mir ein Patient, dass er im Rahmen seiner Akutaufnahme wegen einer Manie mit psychotischen Symptomen am meisten beeindruckt war, als ich bei einer Visite an eine meiner Assistenzärztinnen mit den Worten herantrat: „Frau Doktor, hören sie Herrn XY besonders genau zu, denn er hat bereits 25 Jahre Erfahrung mit der Bipolaren Erkrankung. Auch ich habe 25 Jahre Erfahrung mit der Bipolaren Erkrankung, aber ich höre immer wieder neue Dinge, weil es jedes Mal anders ist." Hr. XY schilderte mir im Rahmen der Therapie, dass er bei seinen insgesamt fünf Krankenhausaufenthalten immer wieder von sehr bemühten und netten Ärztinnen und Ärzten behandelt worden ist, er aber vor allem in seinen akuten manischen Phasen sofort registrierte, dass diese „keine Ahnung von der Erkrankung hatten". In depressiven Phasen wiederum hasste er nicht nur sich, sondern auch die behandelnden Ärzte, weil er deren Hilflosigkeit seinen Stimmungsschwankungen gegenüber so deutlich zu spüren bekam. Die Aussage, dass er nun jemanden mit ebenfalls 25 Jahren an Erfahrung vor sich hat, ließ ihn erstmals aufhorchen, sodass er vorerst verstohlen

die Assistenzärztin bat, mich zu fragen, ob ich denn die weitere Behandlung übernehmen würde. Wir dürfen als Ärzte niemals die Dynamik der Erkrankung, aber auch die Dynamik der betroffenen Menschen selbst vergessen, welche durch ablehnende Haltung und Unwissenheit ihrer Umwelt lernen, Abwehrmechanismen, Leugnungen und Bewältigungsmechanismen zu entwickeln, die längerfristig gesehen alles andere als hilfreich sind.

Themen in der Psychotherapie bei Bipolarer Erkrankung

Psychotherapie ist manchmal ein langwieriger oder auch mit hohen Kosten verbundener Prozess und nicht immer erforderlich!

Eine spezifische Psychotherapie im eigentlichen Sinn sollte im Besonderen Patienten angeraten und auch aktiv vermittelt werden, wenn diese im geschützten Rahmen einer auf Vertrauen aufgebauten Arzt-Patienten-Beziehung über emotionale, körperliche oder sexuelle Gewalt in der Kindheit berichten.

Vor allem bei komplizierten Verlaufsformen stößt man manchmal auf traumatische Erlebnisse in der Vergangenheit.

Da solch unbearbeitete Traumata den weiteren Krankheitsverlauf negativ beeinflussen und alle therapeutischen Bemühungen deutlich erschweren, ist es wichtig, diese, neben der Behandlung der Bipolaren Erkrankung, in eine spezifische Psychotherapie überzuführen.

Diese schicksalhaften Erfahrungen reichen oftmals bis weit vor das 14. Lebensjahr zurück, also lange vor Beginn der Erkrankung. Verständlicherweise entwickeln diese Menschen ein eigenes Krankheitsverständnis und sehen in der traumatischen Erfahrung die eigentliche Ursache. Was nun letztendlich die Bipolare Erkrankung verursacht, also ob Trauma oder biologische Vulnerabilität (Verletzlichkeit), lässt sich nicht eindeutig zuordnen. Jedenfalls sollte den Betroffenen wegen unterschiedlicher Meinungen in Fachkreisen nicht die bestmögliche Therapie vorenthalten werden. Auch hier empfiehlt es sich, eine genaue Diagnostik durchzuführen und neben umfassender Information, Psychoedukation und medikamentöser Behandlung eine spezifische Psychotherapie in die Wege zu leiten.

2. Psychoedukation bei Bipolarer Erkrankung

Die Idee der Psychoedukation hat eine lange Geschichte. Erste Ansätze gab es in der Medizin im Bereich der Diabetes- und Hypertonieerkrankungen, dort ging es hauptsächlich um die regelmäßige Tabletteneinnahme (Compliance – Therapietreue) und darum, wie diese verbessert werden könnte. Anders als in

der somatischen Medizin, wo man sich vorwiegend nur um die Tabletteneinnahme kümmerte, hat man bei psychischen Erkrankungen zwar einerseits die medikamentöse Behandlung als Grundlage für eine erfolgreiche Behandlung angesehen, jedoch von Anfang an andere Faktoren dazugenommen. So war Miklowitz in Amerika einer der Ersten, der den Einfluss von familiären Spannungen in die Therapieprogramme mitaufgenommen hat. Die Gruppe um Ellen Frank in Pittsburgh hat die interpersonellen Beziehungen und den sozialen Rhythmus als wesentliche Ursache für das Wiederauftreten von manischen und depressiven Episoden angesehen. Die Gruppe um Lam und Scott aus England hat sich im Wesentlichen mit krankmachenden Kognitionen (Gedankengänge und Sichtweisen) auseinandergesetzt. In Barcelona haben Colom und Vieta Untersuchungen zu Langzeiteffekten von Psychoedukationsgruppen (siehe Seite 88) durchgeführt. Weiters kommen aus dem deutschen Sprachraum aus München, Kemnitz und Freiburg konkrete Manuale für Gruppen mit psychoedukativem Ansatz (Schramm, Schaub, Wagner und Bräunig).
In den Anfängen wurden auch Einzelsitzungen angeboten.

Heutzutage führt man diese Therapieform hauptsächlich in Gruppen durch, da der Erfahrungsaustausch der Gruppenmitglieder untereinander, wie auch der Angehörigen untereinander in den Angehörigengruppen, einen wesentlichen Anteil darstellt, den kaum ein Therapeut oder ein Medikament alleine leisten kann.

Psychoedukation ist eine Form der Informationsvermittlung, bei der einerseits in kurzen Frontalvorträgen der derzeitige Wissenstand über die Erkrankung selbst in leicht verständlicher Sprache vorgestellt wird, andererseits die wichtigsten anerkannten und auch wissenschaftlich untersuchten und empfohlenen Behandlungsmethoden miteinbezogen werden. Im Rahmen jeder Gruppensitzung, welche üblicherweise 90 Minuten dauert, gibt es genügend Raum für den Austausch der Erfahrung mit der Erkrankung, krankmachenden Faktoren, wie sie erlebt werden und vor allem wie man sie in Zukunft besser oder anders bewältigen kann. Bei psychoedukativer Vorgangsweise werden psychologische Erfahrungen aus dem Bereich der systemischen Familientherapie, der kognitiven Verhaltenstherapie, auf der interpersonellen Beziehungsebene und dem individuellen Lebensrhythmus der einzelnen Gruppenmitglieder zusammengeführt. Fast alle Programme enthalten auch einen eigenen Teilbereich, der sich mit stressauslösenden Situationen (das ist bekannterweise sehr individuell), Entspannungstechniken und den Umgang mit solchen Stresssituationen befasst. Mittels verschiedener Patientenverlaufskalender soll eine erhöhte Sensibilität und Achtsamkeit gegenüber dem eigenen psychischen und körperlichen Empfinden beigebracht werden. Diese Verlaufskalender gibt

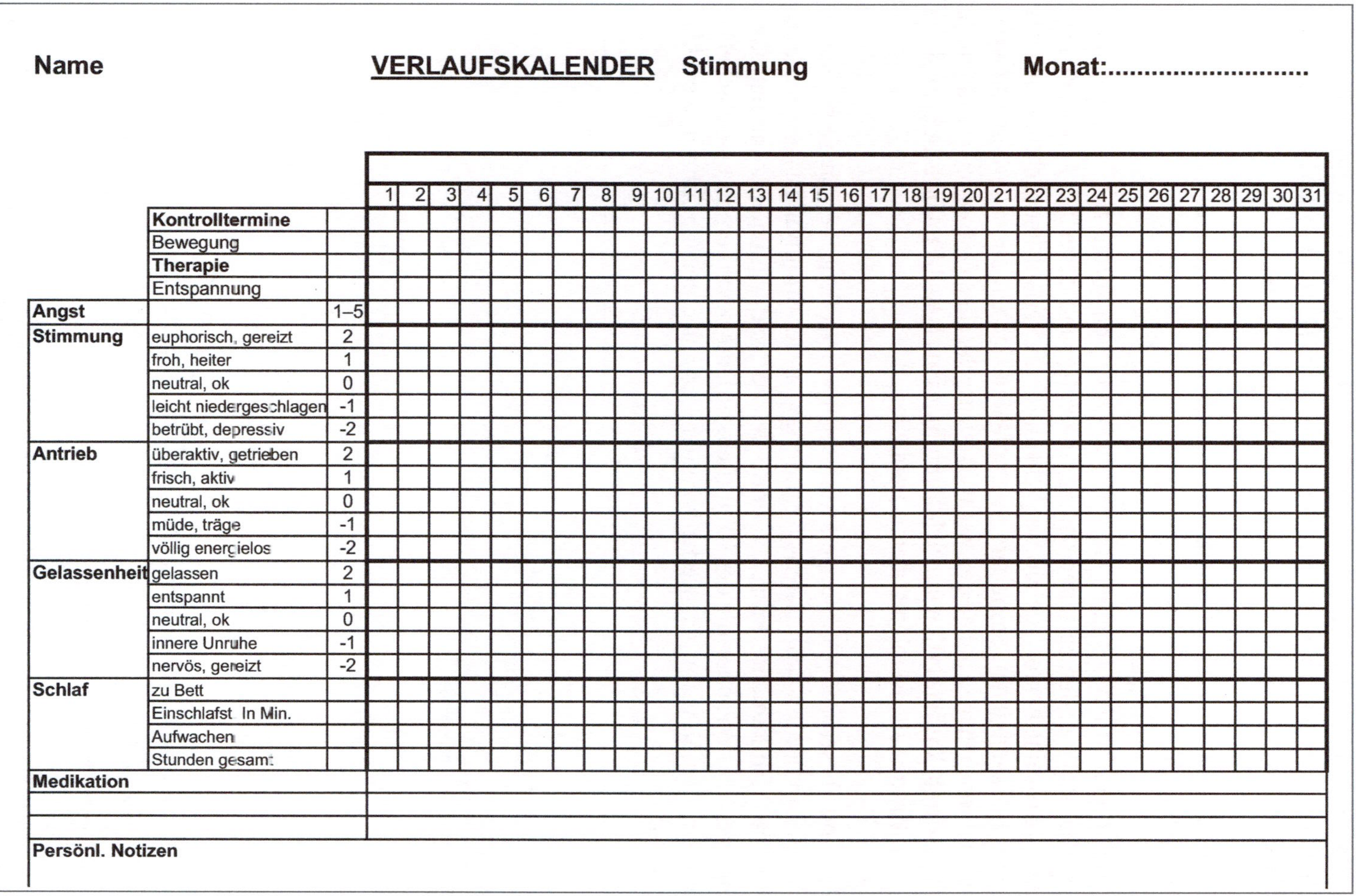

Name **VERLAUFSKALENDER Stimmung** **Monat:..........................**

			1	2	3	4	5	6	7	8	9	10	11	12	13	14	15	16	17	18	19	20	21	22	23	24	25	26	27	28	29	30	31
	Kontrolltermine																																	
	Bewegung																																	
	Therapie																																	
	Entspannung																																	
Angst		1–5																																
Stimmung	euphorisch, gereizt	2																																
	froh, heiter	1																																
	neutral, ok	0																																
	leicht niedergeschlagen	-1																																
	betrübt, depressiv	-2																																
Antrieb	überaktiv, getrieben	2																																
	frisch, aktiv	1																																
	neutral, ok	0																																
	müde, träge	-1																																
	völlig energielos	-2																																
Gelassenheit	gelassen	2																																
	entspannt	1																																
	neutral, ok	0																																
	innere Unruhe	-1																																
	nervös, gereizt	-2																																
Schlaf	zu Bett																																	
	Einschlafst. In Min.																																	
	Aufwachen																																	
	Stunden gesamt																																	
Medikation																																		
Persönl. Notizen																																		

Abb. 6. Patiententagebuch, Verlaufskalender

es in Papierform, mittels spezieller Computerprogramme (ChronoRecord), aber auch schon auf kleinen Taschencomputern (Handheld) und sogar für das Handy.

Die Beliebtheit dieser Verlaufskalender ist bei Patienten und Ärzten sehr unterschiedlich.

Für den Patienten stellen sie einen wesentlichen Vorteil zur Früherkennung von beginnenden Episoden dar. Für die Betreuung durch den Arzt stellen sie ebenso eine hervorragende Möglichkeit für die Verlaufsbeobachtung und das Früherkennen dar. Besonders zu empfehlen sind vor allem Verlaufskalender, bei welchen man neben den wichtigsten psychischen Faktoren wie Stimmung, Antrieb, Konzentration und Schlafrhythmus auch Medikamente und vor allem wichtige Lebensereignisse eintragen kann.

Anhand dieser Aufzeichnungen können die betroffene Person selbst sowie der Behandler am schnellsten Veränderungen der Stimmungslage erkennen. Welche Medikamente hilfreich sind, welche Medikamentenkombinationen eine positive Veränderung des Krankheitsverlaufs bewirken und welche belastenden Ereignisse immer wieder zu einer Verschlechterung führen, wird klar ersichtlich.

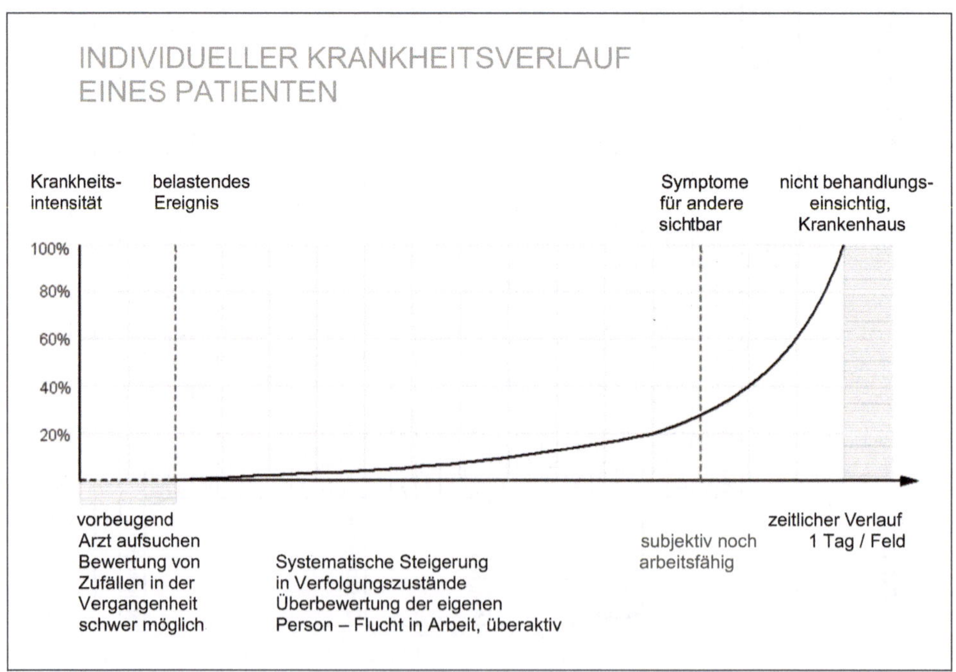

Abb. 7: Der Patient selbst erkennt früher als sein Umfeld erste Anzeichen einer Veränderung

Von mancher Seite wird kritisiert, dass Psychoedukation keine Psychotherapie im eigentlichen Sinn darstellt. Teilweise ist dies zwar richtig, aber Psychoedukation bietet nach derzeitigem Wissensstand am hilfreichsten psychotherapeutische Interventionsmöglichkeiten und Einflussnahme auf den Verlauf eines manisch-depressiven Krankheitsgeschehens, zusätzlich zur medikamentösen Therapie. Es mag durchaus zutreffen, dass für einige der Betroffenen eine zusätzliche Psychotherapie als wichtig zu empfehlen ist. Dies ist im Einzelfall unbedingt abzuklären und sollte mit den Betroffenen nach Abklingen der Akutsymptomatik besprochen werden. Den wahrscheinlich wesentlichsten Effekt der Psychoedukation hat Francesc Colom aus Barcelona 2003 in seiner Arbeit formuliert:

„Psychoedukation stabilisiert den Stimmungsstabilisator."

Er und viele andere Forscher auf diesem Gebiet sehen in der Kombination von Stimmungsstabilisatoren mit Psychoedukation die derzeit wichtigsten Faktoren zur Stabilisierung einer Bipolaren Erkrankung.

Ein großes Problem stellt jedoch dar, dass viele dieser psychoedukativen Gruppen bislang nur vereinzelt in ärztlichen Praxen abgehalten werden. Hauptsächlich werden sie an Universitätskliniken oder an Abteilungen mit speziellen Nachbetreuungseinrichtungen angeboten. In Österreich gibt es zum Beispiel von Seiten der Sozialversicherung noch kein Finanzierungsmodell für diese moderne und wichtige Therapieform.

Ziele der Psychoedukation

Psychoedukation soll über die gezielte Informationsvermittlung die Achtsamkeit der Patienten und der Angehörigen für die Erkrankung sowie deren belastende Faktoren steigern. Zusammen mit den psychologischen Erfahrungen soll dies die Selbsthilfemöglichkeiten (siehe Seite 98, Selbsthilfegruppen) weit über medikamentöse Behandlung hinaus verbessern und stärken.

Letztendlich soll durch die psychoedukative Gruppe ein verantwortungsvoller Umgang mit der Erkrankung, der Medikation, mit sich selbst und der Umwelt erzielt werden, sodass das Wiedererkrankungsrisiko deutlich vermindert wird.

Die psychoedukativen Gruppenprogramme werden von speziell ausgebildeten Ärzten, Psychologen, Sozialarbeitern und Psychotherapeuten durchgeführt.

Diese psychoedukativen Ansätze wurden in klinischen Studien untersucht und zeigen allesamt eine bessere Wirkung als alleinige medikamentöse Therapie.

Die Rückfallsraten werden gesenkt und das Zeitintervall bis zum Auftreten eines Rückfalls wird verlängert.

Ein weiterer positiver Effekt dieser zusätzlichen Behandlungsform besteht darin, dass eine Krankenhausbehandlung seltener notwendig ist. Die Bereitschaft, regelmäßig Medikamente einzunehmen, aber auch das bessere Funktionsniveau im psychosozialen Bereich konnte in den Untersuchungen nachgewiesen werden. Nicht alle Programme haben der Angehörigenarbeit einen genügend hohen Stellenwert beigemessen. Dies ist wohl deswegen der Fall, weil solche Programme aus finanziellen Gründen fast nur an universitären Zentren durchgeführt werden können.

Insgesamt stellt der psychoedukative Ansatz in Gruppentherapieform für die Zukunft eine große Bereicherung dar, da durch das gruppentherapeutische Setting Psychotherapie einer größeren Anzahl an Betroffenen angeboten werden kann.

Es wird sicher in den nächsten Jahren Aufgabe der Forschung sein, diese Therapieprogramme noch genauer zu untersuchen, um die Wirkfaktoren besser herauszuarbeiten und vor allem auch, um sie einer noch größeren Gruppe an betroffenen Menschen und deren Angehörigen zukommen zu lassen.

3. Selbsthilfegruppen

Selbsthilfegruppen haben eine langjährige Tradition. Bereits vor 25 Jahren wurde in New York, in Manhattan, die erste Selbsthilfegruppe für bipolar Erkrankte ins Leben gerufen. Die Autorin des Vorworts, Frau Marylou Selo, war von der ersten Stunde an mit dabei. Die amerikanischen Selbsthilfegruppen sind sehr gut etabliert und auch bei Ärzten anerkannt. Zu den Zusammenkünften werden regelmäßig Experten aus dem Bereich der Bipolaren Erkrankung eingeladen. In früheren Jahren haben auch die Therapeuten daran teilgenommen, um ein besseres Verständnis für die Bipolare Erkrankung zu erlangen. In Manhattan zum Beispiel gibt es wöchentliche Treffen an zwei Orten. Jedem neuen Mitglied wird ein bereits Erfahrener, ein sogenannter „Buddy" (Kamerad) zur Seite gestellt. Dieser „Buddy" steht auch außerhalb der Gruppentreffen als gezielte Ansprechperson zur Verfügung.
In Holland treffen sich die Selbsthilfegruppen, anders als in Manhattan, im Krankenhaus, in Privathäusern oder Privatwohnungen in Kleingruppen von acht bis zehn Personen. Auch hier wurden in einer Art Schneeballsystem Personen zuerst durch ihre mehrjährige Tätigkeit in den Selbsthilfegruppen oder auch durch ärztliche Unterstützung ausgebildet und motiviert, weitere Selbst-

hilfegruppen zu gründen. Jedes Land hat seine eigene Entwicklung betreffend Selbsthilfegruppen für Bipolare Erkrankungen.
In der *Schweiz ist die Vereinigung EQUILIBRIUM* seit 10 Jahren als Selbsthilfeorganisation in vielen Kantonen tätig. In *Deutschland ist das Selbsthilfenetzwerk* eine erfolgreiche und lebendige Gruppierung von über fünfzig Selbsthilfegruppen von bipolar Erkrankten. In Österreich haben wir vor zwei Jahren in Neunkirchen eine Selbsthilfegruppe in Vereinsform offiziell ins Leben gerufen. Auch an vielen anderen Orten, vor allem rund um Institutionen und Krankenhäuser mit Spezialambulanzen, sind in den letzten Jahren Selbsthilfegruppen entstanden (siehe Seiten 132–136, Serviceteil).
Von amerikanischen Selbsthilfegruppen gibt es bereits Broschüren, welche die wichtigsten Tipps und Anleitungen für die Initiierung und Führung einer Selbsthilfegruppe für bipolare Patienten beinhalten. Es ist ein wichtiger Lernprozess für Selbsthilfegruppen, nicht aus Mitleid zusätzlich zu bipolar Erkrankten auch noch depressive Patienten, Patienten mit Angsterkrankungen oder vorwiegend Persönlichkeitsstörungen mit in die Gruppe aufzunehmen. Vor allem im ländlichen Raum wurden wir immer wieder mit diesem Problem konfrontiert. Die Teilnehmer einer Selbsthilfegruppe für bipolar Erkrankte sollten eine ganz klare diagnostische Zuteilung zur Bipolaren Erkrankung haben. Ich erachte dies als eine Grundlage für das gegenseitige Verständnis in der Gruppe.
In einem persönlichen Gespräch teilte mir einmal eine Patientin mit einer Angsterkrankung mit, dass sie deswegen so gerne in die Selbsthilfegruppe gehe, weil alle so nett und vertraut sind und weil sie den armen „verrückten Manikern" doch helfen müsse.

So etwas sollte meines Erachtens unbedingt vermieden werden. Es wird oftmals nicht beachtet, dass der Begriff Selbsthilfe zum Teil von Gesundheitsorganisationen falsch verstanden wird und alle psychischen Erkrankungen in einen Topf geworfen werden.

Dabei wird nicht berücksichtigt, dass bipolar erkrankte Menschen innerhalb einer Selbsthilfegruppe bereits ein beträchtliches Ausmaß an Vor- und Spezialwissen mitbringen. Aus diesem Grund sollten bipolare Gruppen unbedingt getrennt von Angst- oder Depressionsgruppen aufgebaut und geführt werden.

Vielerorts bestehen leider immer noch große Vorurteile gegenüber Selbsthilfegruppen, die Zusammenarbeit mit Ärzten und Therapeuten ist eher dürftig.

Dabei sollten sich alle im Klaren darüber sein, Ärzte und Therapeute genauso wie Patienten, dass eine Selbsthilfegruppe nie die ärztliche oder medikamentöse Behandlung ersetzen kann.

In Selbsthilfegruppen ist auch Platz für Themen, welche nie und nimmer beim Arzt oder Therapeuten oder innerhalb der Familie angeschnitten werden können. Meiner persönlichen Erfahrung nach werden Patienten durch die Einbindung in eine Selbsthilfegruppe oftmals frühzeitig einer Behandlung zugeführt. Vor allem bei manischen Rückfällen können dadurch Zwangsmaßnahmen weitgehend vermieden werden. Durch kooperative Zusammenarbeit kann gleich zu Beginn einer neuerlichen Episode mit der Behandlung begonnen und somit die Krankenhausaufenthaltsdauer kurz gehalten werden. Auch in unserer Selbsthilfegruppe in Neunkirchen, welche völlig eigenständig von Patienten geführt wird, werden immer wieder Ärzte oder Pflegepersonen der Abteilung für Fachreferate und für Frage- und Antwortstunden eingeladen.

Schritte in Richtung Akzeptanz der Bipolaren Erkrankung

1. Die Diagnose „Bipolar“: Depression, Manie, Hypomanie, Rapid Cycling, schizoaffektiv, was ist ein freies Intervall? Gibt es Familienangehörige mit Bipolarer Erkrankung? Erklärung anhand eines Verlaufskalenders, warum diese Diagnose so benannt wird. Wie hoch ist das Rückfallrisiko, falls keine medikamentöse Behandlung erfolgt?
2. Informationen über Bipolare Erkrankung, Begriffe, Verlaufsformen
3. Abwägen von unterschiedlichen therapeutischen Strategien
4. Ziel definieren: Zielsymptome wie Schlaf, Arbeitsfähigkeit, Konzentrationsfähigkeit, Zeitplan erstellen
5. Stressoren definieren, Vorgangsweisen besprechen, Entspannungstechniken lernen
6. Einstellung zum derzeitigen Lebensstil und wie könnte er aussehen, damit Stimmungsschwankungen nicht so leicht durchbrechen: Sport, Essen, Regelmäßigkeit der Mahlzeiten, Tag-Nacht-Rhythmus, Schlafmuster
7. Monitoring (Buchführen, Verlaufskalender), Früherkennung für Depression, Manie und gemischte Episode, schriftliche Formulierung von Frühwarnzeichen
8. Achtsamkeit üben – sich selbst ernst nehmen, psychisch, physisch
9. Wahr-nehmen
10. Notfallplan: wo, welche, wie viel Hilfe?
11. Umgang mit Alkohol, Drogen und anderen Medikamenten
12. Regelmäßige Besuche auch im freien Intervall vereinbaren
13. Einbeziehung der Familie (falls gewünscht)
14. Soziales „Funktionieren“, Arbeitsfähigkeit anstreben
15. Genussfähigkeit verbessern, Lebensgefühl verbessern

Hippokrates: Gesund ist, wer mit seinen Krankheiten leben kann.

Therapiepaket Stimmungsstabilisierung

1. Medikation	Ausreichend hoch, ausreichend lange
2. Gesprächsebene	Symptommanagement, Aufklärung, Information, vorerst keine Entscheidungen verlangen, Stressoren identifizieren, Arbeiten an der Akzeptanz der Erkrankung, Arbeiten am Mitmachen der Therapie (Adherence), Genussfähigkeit, Liebesfähigkeit, Lebensfähigkeit, Frühwarnzeichen erkennen
3. Sozialer Rhythmus	Tag/Nacht, Lebensgewohnheiten, Essen, Trinken, Sport, Tagesprogramm, Dokumentation mit Patientenkalender
4. Soziale Ebene	Berufliche Situation, Überforderung, Unterforderung, Wiedereinstieg in den Beruf, eventuell Krankenstand am Beginn von Episoden, familiäre Situation
5. Langzeitperspektive	immer wieder einfließen lassen

Bei der Behandlung der Bipolaren Erkrankung geht es nicht nur um die regelmäßige Tabletteneinnahme (Compliance), sondern auch gleichermaßen um die Berücksichtigung aller anderen genannten therapeutischen Maßnahmen (Adherence).

4. Elektrokrampftherapie (EKT)

Die Elektrokrampftherapie (EKT) ist eine sehr wirksame Methode in der Akutbehandlung von schwerer Manie, schwerer und wahnhafter Depression und schizoaffektiver Erkrankung. Auch in der Langzeitbehandlung gibt es mittlerweile einige sehr gute klinische Studien. Diese Behandlungsform wird in Österreich nur in wenigen Zentren durchgeführt. Zu erwägen ist sie auch in der Schwangerschaft, wenn eine medikamentöse Behandlung kontraindiziert ist. Die EKT wird in Kurznarkose durchgeführt, dabei wird durch einen Impulsstrom ein generalisierter Krampfanfall ausgelöst und das Transmittersystem positiv beeinflusst. Neben dem allgemeinen Narkoserisiko, welches zuvor durch den Anästhesisten abgeklärt werden muss, ist auch ein gewisses Switchrisiko in die Hypomanie gegeben.

5. Lichttherapie

Die Lichttherapie wird im Besonderen bei depressiven Episoden angewandt, vor allem wenn diese mit einem „saisonalen Pessimum" verbunden sind

(Winterdepression, siehe Seite 35), das heißt, wenn sie bevorzugt in der lichtarmen, kälteren Jahreszeit auftreten. Man setzt sich täglich circa eine Stunde lang vor eine spezielle Lichtlampe mit „weißem Licht" (10 000 Lux). Diese Lichtlampen sind kostspielig, werden mittlerweile aber auch von Ärzten zur Verfügung gestellt.

6. Schlafentzug

Schlafentzug kann in der Langzeitbehandlung auch dann eingesetzt werden, wenn es sich um Patienten handelt, die hauptsächlich unter langen depressiven Episoden leiden. Unter Aufsicht bleibt man die ganze Nacht wach, am nächsten Tag folgt der „partielle" oder „teilweise" Schlafentzug, das heißt, man schläft in der Zeit von 17–24 Uhr. Ziel ist es, den bei der Depression gestörten Tag-Nacht-Rhythmus wieder zu normalisieren. Mehr als 60 % der Patienten sprechen auf diese Therapieform gut an, wobei der Effekt nur wenige Tage anhält. Man kann jedoch den Schlafentzug 2–3-mal wöchentlich wiederholen, um eine anhaltende Linderung der Depression zu bewirken. Hier besteht ebenfalls ein gewisses Switchrisiko in die Hypomanie.

7. Vagusnervstimulation

Vagusnervstimulation ist ein nicht-medikamentöses Verfahren, welches aus der Epilepsiebehandlung stammt und neuerdings Patienten mit therapieresistenter, also schwer behandelbarer Depression angeboten wird. Ausgehend davon, dass der Hirnnerv eine Verbindung zu Hirnarealen hat, die an der Depressionsentstehung mitbeteiligt sind, wird der Vagusnerv über implantierte Elektroden regelmäßig stimuliert. Diese Art „Schrittmacher" wirkt sich positiv auf die Aktivität von Nervenzellen aus, und einige depressive Patienten sprechen gut auf diese Methode an.

8. Transkranielle Magnetstimulation (TMS)

Transkranielle Magnetstimulation (TMS) wird ebenfalls für Patienten angeboten, die an therapieresistenter Depression leiden. Ausgehend von der Annahme, dass bei Depression bestimmte Hirnareale minderdurchblutet werden, aktiviert man diese in mehreren Sitzungen mit einer externen Magnetspule. Manchmal tritt danach eine Besserung der Beschwerden auf.

VII DAS SOZIALE UMFELD

1. Bipolare Erkrankung und Arbeit

Zum Thema Bipolare Erkrankung und Arbeitsplatz gibt es im Internet schon einige Foren von Betroffenen. Obwohl in einer Umfrage der „Bipolar Depression and Bipolar Support Alliance“ (DBSA) in Amerika 88 % aller Befragten angaben, dass ihre Arbeitsleistung durch die Erkrankung beeinträchtigt sei, sind sämtliche Beiträge sehr positiv formuliert und bieten hilfreiche Fragen an, die man sich stellen muss, um mit der Erkrankung am Arbeitsplatz sinnvoll umzugehen:

1. Ich muss am Arbeitsplatz nichts erzählen!
2. Ist der bisherige Krankheitsverlauf am Arbeitsplatz schon einmal aufgefallen? Möglicherweise wäre dann Offenheit der sinnvollere Weg, da man unter Umständen entsprechende Unterstützung durch Arbeitskollegen erfahren könnte.
3. Will man die Erkrankung gezielt ansprechen, sollte man sich eine genaue Vorgangsweise zurechtlegen, zum Beispiel, ob man sich einem Vorgesetzten gegenüber öffnet oder einem vertrauten Kollegen. Man könnte sich auch überlegen, ob es nicht am Arbeitsplatz bereits andere Personen mit psychischer Erkrankung gibt und wie die Firma darauf reagiert hat. Dies mag in Großbetrieben im Vergleich zu kleineren Betrieben völlig anders sein! Großbetriebe haben vielleicht auch einen Betriebsarzt, welcher eine mögliche Ansprechperson und behilflich bei dieser schwierigen Entscheidung sein kann.
4. Falls man zu der Einsicht gelangt, dass am derzeitigen Arbeitsplatz keinerlei Verständnis für psychische Erkrankungen vorliegt, sollte man sich auch über die Konsequenzen eines Stillschweigens Gedanken machen. Möglicherweise ist in diesem Betrieb auf keinerlei Unterstützung zu hoffen und die Suche nach einem anderen Arbeitsplatz im freien Intervall zu überlegen.
5. Falls man einen neuen Arbeitsplatz antritt, sollte man vorher bedenken beziehungsweise mit dem behandelnden Arzt besprechen, ob und zu welchem Zeitpunkt man eine bestehende Erkrankung erwähnen soll. Ebenso sollte man kurz zusammenschreiben, was man überhaupt sagen will. Es ist nicht immer nötig, Details anzugeben und möglicherweise sogar unerwünscht. Zu Beginn kann es auch ganz sinnvoll sein, eine Person des Vertrauens zu wählen und diese zu bitten, auffällige Veränderungen diskret anzusprechen.

6. Es ist auch zu überlegen, ob man die Telefonnummer und den Namen seines Arztes angibt, damit für den Arbeitgeber nicht der Eindruck entsteht, er müsse ob dieses Wissens die gesamte Verantwortung übernehmen. Die Sicherheit, dass im Notfall professionelle Hilfe zur Verfügung steht, kann den Entschluss für den Arbeitgeber zugunsten einer Anstellung erleichtern.

Auch als Behandler ist es wichtig, sorgfältig damit umzugehen.

„Der naive Therapeut"

Vor Kurzem ereignete es sich, dass eine 17-jährige Schülerin, welche die erste depressive Episode durchgemacht hatte, mich bat, mit einem verantwortlichen Lehrer in Kontakt zu treten. Ich nahm also telefonisch mit der Schule Kontakt auf. Der betreffende Lehrer versicherte mir sehr verständnisvoll, dies sei überhaupt kein Problem und natürlich müsse der Schülerin geholfen werden. Zwei Tage später rief mich die junge Patientin entsetzt an. Ihr Lehrer sei vor die Klasse getreten und habe allen mitgeteilt, dass ihre Mitschülerin an Depressionen leide und eine Zeit lang ausfallen würde. Diese Aussage tätigte der Lehrer, obwohl die Patientin als auch deren Mutter extra darum gebeten hatten, dies nicht vor der Klasse kundzutun. Ich als behandelnder Arzt hatte bei diesem wohlwollenden Lehrer nicht im Geringsten daran gedacht, dass dieser auf so plumpe und ungeschickte Art reagieren könnte. Mit dem Gefühl, der Schülerin helfen zu müssen, wandte ich mich daher an die Schulleitung. Die Direktorin entschuldigte sich vielmals, erklärte mir, dass sie schon mehrfach ähnliche Situationen erfolgreich managen konnte, ohne dass irgendjemand in aller Öffentlichkeit vor der Schulklasse dies breitgetreten hat. Die Schülerin nahm dann direkten Kontakt mit der Schulleiterin auf, und die Situation löste sich in Wohlgefallen im Sinne der Betroffenen auf.

In einer Untersuchung aus Amerika wurde festgestellt, dass bipolare Patienten folgende vier grundlegende Vorgangsweisen am Arbeitsplatz anwenden:

1. Sie erzählen jedem am Arbeitsplatz über ihre Erkrankung
2. Sie erzählen 1 oder 2 vertrauten Mitarbeitern über ihre Stimmungsschwankungen, aber niemals einem Vorgesetzten
3. Sie erzählen niemandem etwas und riskieren, dass es Vorgesetzte herausfinden
4. Sie erzählen es niemandem und verwenden ihren Urlaub, um Krankheitsepisoden zu verdecken

Der Vorteil, die Erkrankung zu erwähnen, liegt vor allem darin, dass auf Krankheitssymptome Rücksicht genommen werden kann.

So zum Beispiel kann man im Rahmen einer beginnenden Depression die Antriebslosigkeit und das „morgendliche Pessimum" umgehen, indem man die eventuell versäumte Zeit abends wieder einarbeitet. Ein weiterer Vorteil ist der, dass man vor allem in Großraumbüros oder auch an sonstigen Arbeitsplätzen erwähnt, dass der Raum eine gute Beleuchtung und vorzugsweise Tageslicht

haben sollte. Andere wiederum erbitten kurze Pausen, welche sogar völlig unproblematisch gewährt werden können.
Wenn man Mitarbeiter informiert, so sollte man ihnen auch klar sagen, worin ihre Rolle besteht. Die Gefahr liegt darin, dass diese Menschen gutmeinend und liebevoll glauben, sie müssten gar Therapeut oder Arzt ersetzen.

Alle Menschen, so auch Bipolare, wollen „normal" behandelt werden, dies sollte man klar ausdrücken.

Bespricht man die Bipolare Erkrankung mit einem Vorgesetzten, sollte man diesen auch auf mögliche hilfreiche Interventionen im Sinne einer positiven Konsequenz dieses Gesprächs aufmerksam machen. Betroffene dürfen dieselben Reaktionen und Gefühle haben wie andere Mitarbeiter. Viele Bipolare befürchten (teilweise zu Recht), dass, wenn sie ein Problem ansprechen, dieses sofort der Krankheit zugeordnet wird.
Eine geregelte Arbeit, also sicher keine Schichtarbeit, ist ein wesentlicher Faktor, um den sozialen Rhythmus konstant zu halten. Ebenso ist dann die Wahrscheinlichkeit um vieles geringer, dass Menschen tagelang ihr Zuhause nicht verlassen und Alkohol oder Tabletten konsumieren. Man sollte als Mensch mit einer Bipolaren Erkrankung immer davon ausgehen, dass der Großteil der Vorgesetzen wie auch der Firmen keinerlei Interesse daran hat, jemanden zu stigmatisieren oder unglücklich zu machen.

Viele Probleme ergeben sich jedoch aus Unwissenheit, Gedankenlosigkeit oder Ignoranz.

Die Erkrankung am Arbeitsplatz anzusprechen ist natürlich ein gewisses Risiko, es erleichtert aber die Situation enorm und entlastet von dem ständigen Druck, alles verbergen zu müssen.

Ohne dies mit Mitarbeitern oder Vorgesetzten zu besprechen, sollte man auch Überlegungen darüber anstellen, wie viel Verantwortung man am Arbeitsplatz tatsächlich übernehmen muss? Braucht man zusätzliche Pausen, um den Stress zu reduzieren? Arbeitet man lieber alleine oder besser in einem Team? Wäre es sinnvoll, Stunden zu reduzieren? Ist Gleitzeit hilfreich, oder sollte man letztendlich doch den Arbeitsplatz wechseln?
Entscheidungen betreffend den Arbeitsplatz sollten nicht überstürzt getroffen werden, sondern gemeinsam mit der Familie, Freunden und vor allem auch mit dem entsprechend geschulten Facharzt. In einigen Ländern gibt es einen speziellen Schutz für Menschen mit Erkrankungen am Arbeitsplatz. In Österreich wurde hierfür ein sogenannter Behindertenausweis eingeführt. Dieser

wird von vielen Betroffenen als massive Stigmatisierung und Diskriminierung erlebt, ist jedoch im Einzelfall der einzig gangbare Weg. Behindertenarbeitsplätze sind im Bereich des öffentlichen Dienstes leichter zu beziehen als in anderen Arbeitsbereichen.
Ein ganz wichtiger Punkt ist auch, sich nach der Arbeit die entsprechende Erholungszeit einzuteilen und sich nicht gleich dem familiären Stress auszusetzen.

Vor allem Frauen sind gefährdet, sich nach der Arbeit sofort um Haushalt und Kinder zu kümmern, ohne sich eine Ruhepause zu gönnen. Dies sollte mit eingeplant und auch im Familienkreis besprochen werden.

2. Die Rolle der Angehörigen, Freunde, Arbeitskollegen bei Bipolarer Erkrankung

Seit langem ist bekannt, dass bei bipolar oder anderen psychisch Erkrankten deren Angehörige oder ihnen nahestehende Personen eine besonders wichtige Rolle haben. Die Arbeit mit Familienangehörigen, Lebensgefährten und Freunden kann den weiteren Krankheitsverlauf ganz wesentlich beeinflussen.

Vor Gesprächen mit Angehörigen hole ich immer die Erlaubnis von den betroffenen Patienten ein.

Vor allem juristisch ist dies ein ganz wichtiger Aspekt. Angehörige ziehen oft in rechtlichen Angelegenheiten den behandelnden Arzt zu Rate. Ich persönlich wehre mich sehr dagegen, dass behandelnde Ärzte im Falle von Scheidungen, Sorgerechtsfragen für Kinder oder Erbschaftsstreitigkeiten als Zeugen geladen werden. Dies ist eine sehr heikle Angelegenheit. Angehörige, aber auch Richter weisen Ärzten oft die Rolle des Vermittlers zu. Es werden Fragen betreffend Ursachen und weiterer Prognose der Bipolaren Erkrankung gestellt, als wenn Ärzte eine Allmachtsfunktion hätten. Nimmt das Gespräch einen enttäuschenden Ausgang, führt dies nicht selten zu einem Vertrauensverlust und Therapieabbruch von Seiten des Patienten.
Bereits zu Behandlungsbeginn sollte man abklären, inwieweit die Familie einen stützenden oder belastenden Faktor für die Erkrankung darstellt. Angehörige sind manchmal sehr aufgebracht, wenn sie, vor allem in der Akutphase, nicht täglich über den aktuellen Krankheitsverlauf informiert werden. Anhand der gesetzlichen Lage, zumindest in Österreich, ist diese Auskunft nicht immer möglich, da die Verschwiegenheitspflicht höhergestellt wird als die Sorge der Angehörigen.

Wie auch immer das familiäre Verhältnis in der Familiendynamik bei bipolar Erkrankten sich darstellt, so sollte zumindest ein gemeinsames Angehörigengespräch angestrebt werden.

Vor allem im Krankenhausbereich ist es oftmals hilfreich, von den Angehörigen oder Lebensgefährten mehr über die derzeitige Lebenssituation, über aktuelle Belastungen oder die frühere Lebensgeschichte zu erfahren. Angehörige sind oft deutlich entlastet, wenn die ihnen nahestehende Person „endlich im Krankenhaus landet". Häufig sind sie durch die vorangegangenen Tage sowohl bei depressiven, aber auch bei gemischten, manischen oder zornmanischen Episoden mit ihren Kräften am Ende, und es liegt, durch die Erkrankung bedingt, eine sehr gereizte und angespannte Familiensituation vor. Vor allem bei Ersterkrankungen ist es wichtig, die Angehörigen darüber zu informieren, dass nichts mutwillig oder böse gemeint oder „zu Fleiß" gemacht wurde. Uns ist nur zu gut bekannt, dass diese Erkrankung zu sehr belastenden familiären Anspannungen führen kann. Bisweilen kann es auch nötig sein, die Angehörigen zu beruhigen und ihnen vorzuschlagen, sich selbst von den Aufregungen zu erholen, wieder einmal auszuschlafen, um dann wieder dem eigenen alltäglichen Rhythmus nachgehen zu können. Manche Angehörige sind auch der irrigen Meinung, sie müssten im Spital täglich möglichst lange Besuche abstatten, oder sie bringen übermäßig viel Schokolade mit, wovon wegen der Gewichtszunahme bei etlichen Medikamenten besser abzuraten ist. Es wäre sinnvoll für Angehörige, mit Pflegepersonal oder Ärzten einen konkreten Termin zu vereinbaren, um offene Fragen anzusprechen. In solch einem gemeinsamen Gespräch lässt sich auch besser klären, welche Sichtweisen zum Beispiel im Rahmen einer Manie überwertig sind oder welche Bereiche ganz reale Belange darstellen. Ebenso ist es bei Depressionen wichtig zu erfahren, ob es zu Hause im Familienkreis schon jemals Suizidandrohungen gegeben hat.

Es macht keinen Sinn und zeugt von falscher Scham oder falschem Stolz, wenn man als Angehöriger meint, diese Information über Suizidandrohung verheimlichen zu müssen, und erleichtert nach Hause geht, sollte ein Arzt vergessen haben, danach zu fragen.

In der Akutsituation ist es nicht sehr sinnvoll, die gesamte Lebensgeschichte aufzurollen, obwohl dies im Zuge der Aufregung verständlicherweise der Wunsch vieler Angehöriger ist. Vor allem Eltern oder Partner neigen zu Selbstvorwürfen und kommen nicht zur Ruhe, weil sie ständig darüber grübeln, welche Fehler ihnen unterlaufen sein könnten. Eben dieser Punkt sollte noch unbedingt vor der Entlassung aus dem Spital angesprochen werden. Es geht hier um eine akute Erkrankung, welche gut behandelbar ist, und nicht um die Frage, wer schuld ist.

3. Die Grenzen im Umgang mit Bipolarer Erkrankung

Die Extreme, welche Betroffene in ihren unterschiedlichen Stimmungen selbst verspüren, bemerken ebenso ihre Lebenspartner oder Angehörigen wie auch wir als Behandler und Therapeuten. Bei den Stimmungsschwankungen werden immer Manie und Depression, also das Hoch und das Tief, erwähnt. Ebenso wichtig erscheint uns jedoch die *Gereiztheit oder Dysphorie,* welche manchmal bis hin zur Aggressivität gehen kann. Dies löst bei Betroffenen, vor allem im Nachhinein, auch sehr viel Schamgefühl aus. Aggressivität tritt natürlich in sofortige Wechselwirkung mit der nächsten Umgebung, also mit Lebensgefährten, Angehörigen, aber ebenso mit Freunden und Kollegen am Arbeitsplatz. Deren Reaktionen bewegen sich dann zwischen den Extremen Sorge und Ablehnung, vor allem wenn das Ohnmachtsgefühl nach „unendlichen vielen" Gesprächen überhandnimmt.
So kann ein schwer Depressiver, der sich wertlos fühlt und keinen Sinn in einer Therapie erkennt, im Gespräch oft nicht mehr als erreichbar scheinen. Genauso in der Manie, der Patient reagiert nicht mehr auf gutes Zureden oder stichhaltige Argumente, und man spürt die eigene Hilflosigkeit. Wir empfinden nur die Macht des Manikers, wie er uns mit seinem beschleunigten Denken und seiner Wortgewandtheit an die Wand drängt. Angehörige und Freunde sind oftmals verleitet, sich zu sehr in Diskussionen verstricken zu lassen.

Oft ist es viel besser, einfach nur da zu sein und zuzuhören, was ja noch lange nicht heißt, dass man all den Gedanken, seien sie durch die Stimmungslage depressiv oder manisch gefärbt, zustimmen muss.

Hier kann man auch eine klare Grenze ziehen, ohne sich in ein Streitgespräch verwickeln zu lassen.

„Der gestresste Angehörige"
Erst kürzlich war ich wieder in der Situation, wo die Tochter einer Patientin mir mitteilte, dass sie die Stimmungsschwankungen und verbalen Äußerungen ihrer Mutter im Rahmen der Manie nicht mehr ertrage, dass dies zu belastend sei und dass sie den Kontakt abbrechen werde. Wissend, dass die Tochter eine wesentliche Stütze für diese Person ist, habe ich sie gebeten, sich auszuruhen, eine Woche „Urlaub" zu nehmen, um dann zu einem späteren Zeitpunkt die Situation in Ruhe zu besprechen. Möglicherweise könnte eine psychotherapeutische Stützung auch hilfreich sein. Die Tochter war mittlerweile wieder mit ihrer Mutter essen und befindet sich weiterhin in psychotherapeutischer Betreuung.

Es gibt mittlerweile, vor allem in Großstädten, *spezielle Gruppen für Angehörige.* Bei regelmäßigen Treffen besteht die Möglichkeit, auch eigene Sorgen, Ängste und Schwierigkeiten innerhalb der Familie zu besprechen. Es ist oftmals sehr hilfreich, sich mit anderen Angehörigen auszutauschen, welche möglicherweise mehr Erfahrung mit der Erkrankung haben. Andere Familien, die ähnliche Probleme bewältigt haben, können mitteilen, welche Vorgangsweisen sinnvoll und hilfreich waren oder eher einen unerwünschten Effekt zur Folge hatten. Es sei hier noch erwähnt, dass manche Eltern oder auch Partner dazu tendieren, Bedingungen zu stellen, was am Anfang einer Therapie sehr belastend sein kann (nicht nur für die betroffenen Patienten, sondern auch für den Therapeuten). Wir bieten in Neunkirchen seit Eröffnung unserer Abteilung vor sechs Jahren regelmäßig Angehörigengruppen an.

Zu unserer Verwunderung wird dieses Angebot leider nur sehr selten oder unserer Ansicht nach zu wenig angenommen. Die meisten Angehörigen wollen unter vier Augen mit einem Arzt sprechen, Erfahrungen von „Leidensgenossen" werden nicht wirklich geschätzt.

Im Gespräch mit dem Arzt bitten Angehörige oft um Anweisungen, wie sie mit dem veränderten Verhalten der Patienten am besten umgehen sollen. Eigene Gefühle oder Verhaltensmuster bleiben in der Regel unerwähnt. In der Arbeit mit Angehörigen ist es auch wichtig abzuklären, wie deren Sichtweise der Erkrankung ist.

Oft sehen Angehörige nur die Erkrankung und deren Symptome und fordern eine Veränderung der Betroffenen. Sie sind oftmals nicht bereit zu erkennen, wie ihr eigenes Verhalten, ihre eigenen Kommunikationsformen, Emotionen oder Umgangsformen mit den Patienten eine beginnende Krankheitsepisode „anheizen" können, was natürlich nicht hilfreich ist. Andere Angehörige wiederum fühlen sich schuldig, glauben, etwas falsch gemacht zu haben und versuchen, dies unbewusst durch übertriebenes „Bemuttern" zu kompensieren.

Viele betroffene Patienten schildern auch immer wieder, dass ihre Angehörigen „nur wenn sie krank sind zur Verfügung stehen". Dies ist ein wichtiger Punkt, da dies auch eine eigene Dynamik sowohl im Familienverhalten als auch mit der Erkrankung auslösen kann. Dies sollte unbedingt mit dem behandelnden Arzt und/oder Therapeuten besprochen werden.

Das Thema „Schuld" ist in unserem Kulturkreis ein wichtiges Thema, und ich bin sehr oft mit der Frage von Betroffenen und auch Angehörigen konfrontiert, als Kind, als Eltern, als Partner „versagt zu haben". Diese Themen sollte man aufgreifen und mit Professionisten besprechen, da oftmals im Bekanntenkreis zwar sehr nett gemeinte, aber manchmal schädigende Ratschläge gegeben werden.

Einige Angehörige glauben, sie müssten unbedingt dem behandelnden Arzt oder Therapeuten mitteilen, was bei ihren Betroffenen denn alles so „falsch laufe". Da ist es manchmal von Seiten der Patienten verständlich, dass sie den Kontakt zur Familie lieber meiden, so sehr man sich als Therapeut wünscht, auch mit der Familie zusammenzuarbeiten. Falls Angehörige sich von der Therapie ausgeschlossen fühlen, so sollten sie sich auf keinen Fall gekränkt zurückziehen, sondern aktiv einen anderen Therapeuten, eine spezialisierte Angehörigenrunde oder eine Selbsthilfegruppe für bipolar Erkrankte besuchen. Dort wird oftmals genau die Hilfe angeboten, die erforderlich ist. Auf jeden Fall ist es zu respektieren, wenn ein Betroffener wünscht, dass mit seiner Familie im Moment kein Kontakt gehalten wird.

4. Grenzen auch beim medizinischen Personal

Es gibt aber auch Situationen, in denen selbst Ärzte und Pflegepersonal an ihre Grenzen stoßen. Vor allem bei Akutaufnahmen im Krankenhaus ist neben dem medizinischen Personal oft auch die Exekutive involviert. Auch das medizinische Personal sieht sich immer wieder dieser Schwierigkeit gegenüber. Im Krankenhausbereich kommt oftmals erschwerend hinzu, dass man Menschen zuerst einmal in einer Extremsituation begegnet und keinerlei Hintergrundinformation über deren Lebensgeschichte, die derzeitige Lebenssituation oder aktuelle Belastungen hat. Für diese Gratwanderung zwischen dem Eingehen auf die angespannte Situation und der rigiden Struktur eines Krankenhausbetriebs bedarf es eines besonderen Feingefühls sowohl von Pflegepersonal als auch von Ärzten. So kann es sich als sehr schwierig gestalten, wenn zum Beispiel um zwei Uhr nachts ein Patient mit einer akuten Zornmanie zur stationären Aufnahme ins Spital gebracht wird. Das diensthabende Personal hat dafür Sorge zu tragen, dass die Nachtruhe eingehalten und auf andere Patienten Rücksicht genommen wird. Vor allem manische Patienten können sich als echte Geduldsprobe für Ärzte und Schwestern erweisen.

Ständig neue Einfälle oder fehlende Krankheitseinsicht und der damit verbundene Wunsch, einen „kurzen Ausgang" zu machen, und sei es drei Uhr früh, kann das Nervenkostüm einer diensthabenden Nachtschwester schon sehr strapazieren.

Ich habe bisher nur wenige Fachbeiträge, sowohl in psychiatrischen als auch in psychotherapeutischen Zeitschriften, darüber gelesen, welche Anspannung solche Situationen auf Seiten des Personals in den verschiedensten Institutionen hervorrufen. Diese Pole zwischen Macht und Ohnmacht, zwischen Kommunikation und Sprachlosigkeit, zwischen Nähe und Distanz werden durch die Stimmungsschwankungen oftmals bis aufs Äußerste beansprucht oder, wie Thomas Bock, ein Hamburger Psychiater und erfahrener Psychotherapeut, es einmal formuliert hat: Wie lange kann ich steuern, ab wann „geht die Post ab"? Dieses Gespür erfordert nicht nur langjährigen Umgang mit betroffenen Patienten, sondern auch entsprechende Erfahrung mit dem Krankheitsbild selbst.

5. Trialog – Tetralog – Pentalog

Abgesehen von der Akutsituation und der therapeutischen Situation, gibt es noch zwei weitere „Parteien", die meistens nicht erwähnt werden, das sind neben dem „Trialog", vertreten durch Patienten, Angehörige und Ärzte/Therapeuten, auch noch die Verwaltung für den „Tetralog" und die politische Ebene für den „Pentalog". Für bipolare Patienten ist vor allem im freien Intervall die Wiedereingliederung in den Arbeitsprozess oftmals extrem schwierig. Ich musste leider immer wieder erleben, dass vor allem bei Arbeitsrehabilitation bipolare Patienten mit der Begründung „Patient nicht compliant", das heißt gefügig, gefällig, nachgiebig, willfährig, entgegenkommend, gar nicht genommen oder frühzeitig aus den Programmen entlassen werden. Die fünfte „Partei" für den Pentalog wäre die politische Ebene, also diejenigen Personen, welche unser Gesundheitssystem bestimmen und für gewisse Patienten und -gruppen entsprechende Finanzierungen, Gesetze, Rahmenbedingungen schaffen.

Häufig sind die Gesundheitsexperten nicht ausreichend informiert, welcher Leidensdruck auf der einzelnen Person oder deren Familie lastet oder wie hoch letztendlich die direkten, aber auch die indirekten Kosten einer Bipolaren Erkrankung sind.

In allen Untersuchungen der letzten Jahre zeigte sich, dass ca. 50 % der Bipolaren nicht in den Arbeitsprozess eingegliedert sind oder frühpensioniert sind. Hier wären spezielle Programme ehebaldigst und dringlich erforderlich.

VIII GESCHLECHTSSPEZIFISCHE BESONDERHEITEN IN DIAGNOSTIK UND THERAPIE

In Untersuchungen konnte gezeigt werden, dass Männer und Frauen von der Bipolaren Erkrankung (sowohl Bipolar I als auch Bipolar II) grundsätzlich gleich häufig betroffen sind. Dies zeigt einen deutlichen Unterschied zum rein unipolar depressiven Krankheitsverlauf, da Frauen doppelt so häufig an Depressionen leiden wie Männer. Aus heutiger Sicht relativiert sich jedoch diese Tatsache, da eine sogenannte unipolar wiederkehrende Depression mit steigendem Lebensalter auch in eine Bipolare Erkrankung übergehen kann.

Dieser natürliche Verlauf kann durch bestimmte Antidepressiva („Switchen", siehe Seite 46), aber auch durch Änderung der Lebensgewohnheiten wie Schlafentzug, Schichtarbeit oder durch Flugreisen mit größerer Zeitverschiebung bewirkt werden.

Es gibt jedoch andere Untersuchungen, die den geschlechtsspezifischen Unterschied des Krankheitsbildes belegen. Frauen mit Bipolarer Erkrankung unterliegen häufiger einem saisonalen Muster, das heißt, ihre Krankheitsepisoden sind häufiger an eine bestimmte Jahreszeit gebunden. Frauen weisen auch im Vergleich zu Männern viel öfter eine völlige Genesung der Erkrankung auf. Hingegen beobachtet man bei Frauen häufiger Nebenerscheinungen wie Schilddrüsenerkrankungen, Migräne, Gewichtsprobleme oder Angststörungen. Männer hingegen haben einen deutlich höheren Alkohol- und Substanzmissbrauch. Die Besonderheiten von Diagnostik und Therapie während Schwangerschaft und Stillzeit wurden bereits im Kapitel über die entsprechende medikamentöse Therapie dargestellt. Zusammenfassend sei gesagt, dass sich bei Frauen und Männern die Bipolare Erkrankung hinsichtlich Krankheitsbeginn und Anzahl der depressiven und manischen Episoden nicht unterscheidet. Der Einfluss des Geschlechts dürfte sich eher auf die Symptome und die Wahrscheinlichkeit zusätzlicher Erkrankungen (Komorbiditäten) auswirken.

IX URSACHEN DER ERKRANKUNG

Über die Entstehung der Bipolaren Erkrankung gilt seit über 100 Jahren lediglich als gesichert, dass die genetisch bedingte „Verletzlichkeit“ (= Vulnerabilität) eine Rolle spielt.
Kinder mit einem manisch-depressiv erkrankten Elternteil haben ein bis zu 20 % erhöhtes Risiko, ebenfalls dieses Schicksal zu erleiden. Bei Erkrankung beider Elternteile steigt dieses Risiko sogar auf bis zu 60 %. Zwilllingsstudien aus den Zwanzigerjahren des vorigen Jahrhunderts verdeutlichen die vererbbare Veranlagung.

Bei eineiigen Zwillingen kann die Wahrscheinlichkeit bis zu 80 % betragen, dass bei beiden Geschwistern die Bipolare Erkrankung zum Ausbruch kommt.
Aber da eben keine 100%ige Sicherheit für den Krankheitsausbruch gegeben ist, kann nur die genetische Veranlagung nicht die alleinige Ursache sein.

Im weiteren Verlauf des Lebens gibt es nun unzählige Faktoren, die sich als günstig oder ungünstig für den Ausbruch oder die Prognose der Krankheit erweisen.
Mittels moderner Untersuchungsmethoden konnten bei Manie und Depression im Gehirn Veränderungen des Transmitterstoffwechsels festgestellt werden. Transmitter sind Botenstoffe wie zum Beispiel Serotonin, Noradrenalin, GABA, Glutamat und Dopamin, deren Gleichgewicht während der Krankheitsepisoden gestört ist. Durch Medikamente wie zum Beispiel Antidepressiva wird der veränderte Spiegel dieser Botenstoffe im Zentralnervensystem wieder hergestellt.

X EINFLUSSFAKTOREN UND LEBENSSTIL

Ob im Lauf des Lebens bei jemandem, der durch Bipolare Erkrankung im engeren Familienkreis vorbelastet ist, diese Erkrankung nun tatsächlich zum Ausbruch kommt, ist nicht vorhersehbar.

Unzählige Faktoren wie familiäres oder soziales Umfeld, belastender Stress und Lifestyle beeinflussen die Krankheitsentstehung. Die tatsächlich auslösenden Umgebungsfaktoren sind weiterhin unbekannt.

Es scheint jedoch so zu sein, dass bei gegebener Veranlagung ein erster Krankheitsschub signifikant häufig drei bis sechs Monate nach einem - subjektiv - belastenden Lebensereignis ausgelöst wird.

Belastend sind dabei nicht nur negative Erlebnisse wie Jobverlust, Scheidung, Trennung oder Todesfall, sondern auch Arbeitswechsel, Karriereaufstieg, Verliebtheit, Übersiedelung oder im Besonderen Geburt eines Kindes bei Frauen, aber auch bei Männern.

Wichtig ist, im Nachhinein zu ergründen, ob solch ein einschneidendes Erlebnis eine neuerliche Episode ausgelöst hat. Zur Rückfallverhütung ist es nötig zu wissen, auf welche Stressfaktoren man empfindlich reagiert. Die Grenzen der Belastbarkeit sind bekannterweise individuell sehr verschieden.

Für die psychische Gesundheit von besonderer Bedeutung ist ein geregeltes Schlafverhalten.

Für bipolar Erkrankte gilt besonders, dass sie einem geregelten Tag-Nacht-Rhythmus folgen. Manischen oder depressiven Phasen geht in der Regel ein verändertes Schlafverhalten voraus. Depressive oder vor allem deren Lebenspartner bemerken in der Regel zuerst die Ein- und Durchschlafstörung, also die gestörte Nachtruhe, ebenso geht bei Manien häufig die Schlafverkürzung als eines der ersten Symptome voran; man kommt mit wenigen Stunden Schlaf aus und fühlt sich trotzdem tagsüber erholt.

Es ist bekannt, dass Schichtarbeit, Nachtdienste, aber auch Fernreisen mit damit verbundenem Jetlag oder chronischer Lichtmangel sich ungünstig bei bipolar Erkrankten auswirken.

Alkohol und Drogen führen zu einer Stimmungsaufhellung beziehungsweise bremsen sie sanft die Getriebenheit der Manie. In „Eigentherapie“ wird oft versucht, erste depressive Symptome zu bekämpfen, was in aller Regel nur vordergründig gelingt. Der Effekt ist nur ein kurzzeitiger, langfristig werden die Symptome verstärkt! Zusätzlich kann dann noch das Problem des Substanzmissbrauches oder einer Abhängigkeit den Behandlungsverlauf erschweren. Bezüglich „gesunder Ernährung" werden von einigen Ärzten und in einigen Büchern Omega-3-6-Fettsäuren, Folsäure oder andere Nahrungsergänzungszusätze empfohlen. Eine solide Datenbasis gibt es dafür jedoch nicht.

Ein geregeltes Ausmaß an Schlaf, Aktivität, an Belastungen hält die psychische Stabilität, das heißt die Phasen völliger Gesundheit, aufrecht.

Grundsätzlich gilt: Alle Extreme sind zu vermeiden!

XI DIE HÄUFIGSTEN FRAGEN VON BETROFFENEN UND ANGEHÖRIGEN

Darf ich Alkohol trinken?

Die Kombination von Alkohol mit Psychopharmaka ist zu meiden. Wir wissen, dass viele unserer Patienten Alkohol trinken. Wir erfahren es meist erst im Nachhinein. Die Reaktion auf die Medikamente und auf die Reaktionsfähigkeit ist nicht vorhersagbar. Daher kann hier von ärztlicher Seite und aus rechtlichen Gründen nur die Empfehlung gegeben werden, keinen Alkohol zu trinken.

Prinzipiell sei dazu gesagt, dass gegen ein Glas Wein bei passender Gelegenheit, abgesehen von möglichen strafrechtlichen Folgen, laut Aussage unserer Patienten nicht viel einzuwenden ist. Ein Glas heißt ein Glas. Die Gefahr liegt jedoch darin, dass bei vielen Menschen bereits nach einem Glas Alkohol die Schwelle zum Weitertrinken überschritten ist, also einem Glas folgen einige mehr. Erhöhter Alkoholkonsum führt wiederum zu häufigem Ausgehen, das heißt, die Nacht wird zum Tag, der Rhythmus gerät aus dem Gleichgewicht, der Rückfall in eine neuerliche Krankheitsepisode wird dadurch begünstigt. Daher bei Bipolarer Erkrankung – nein!

Darf ich Auto fahren?

Im Rahmen der Bipolaren Erkrankung kann auch unabhängig von der Medikamenteneinnahme die Konzentrationsfähigkeit herabgesetzt sein – sowohl in den depressiven, manischen als auch gemischten Episoden sowie als Restsymptomatik im freien Intervall. Eine gute medikamentöse Einstellung kann im besten Fall eine Verbesserung dieses „kognitiven Defizits“ bewirken. Sollten in der Akutphase als Begleitmedikation müde machende Medikamente verabreicht werden, ist vom Autofahren dringlich abzuraten. Im Einzelfall, oder falls jemand vom Auto als Transportmittel abhängig ist, sollte eine psychologische Testung der Reaktionsfähigkeit durchgeführt werden. Wenn die Episode vorüber ist, empfehlen wir den Patienten immer, die erste „Ausfahrt“ mit einer Begleitperson zu unternehmen, um so die Reaktionsfähigkeit besser einschätzen zu können. Keinesfalls wollen wir hier eine forensische Stellungnahme abgeben, noch dazu weil die Fahrtauglichkeit in verschiedenen Ländern jeweils unterschiedlich gehandhabt wird.

Kinderwunsch und Schwangerschaft

Im Kapitel über Phasenprophylaxe wurde bereits ausführlich auf dieses Thema eingegangen. Wir empfehlen dringend, mit dem Partner und dem behandelnden Facharzt einen eventuellen Kinderwunsch lange im Vorfeld zu besprechen und genau zu planen. Im Falle einer Schwangerschaft ist zu berücksichtigen, dass durch bestimmte Medikamente die Gefahr von Missbildungen gegeben ist, durch Einnahme gewisser Stimmungstabilisierer kann die Wirksamkeit der Pille herabgesetzt sein. Am wichtigsten erscheint uns hier ein genaues Abwägen von Nutzen und Risiko. Sowohl Schwangerschaft als auch Geburt und Betreuung eines neugeborenen Kindes führen durch Hormonumstellung und Änderung des gesamten Lebensrhythmus zu einer Belastung. Frauen mit Stimmungsschwankungen sollten diese an und für sich normale Belastung mitberücksichtigen. Werden Medikamente abgesetzt, ist die Rückfallgefahr erhöht. Dadurch ist auch die Mutter-Kind-Beziehung gefährdet. Es muss auch klar gesagt werden, dass eine Bipolare Erkrankung kein Hindernisgrund für eine Schwangerschaft ist.

Krankenstand und Berufsleben

Psychisch erkrankte Menschen haben an ihrem Arbeitsplatz häufig gegen Vorurteile und Ablehnung zu kämpfen. Sie werden für „nicht zurechnungsfähig" gehalten, manchmal auch gekündigt, weil „nicht mehr tragbar" für den Betrieb. Plötzlich verändertes Verhalten kann Menschen der näheren Umgebung Angst machen, im Besonderen wenn sie die Ursache dafür nicht kennen. Grundsätzlich sei gesagt, dass man am Arbeitsplatz die Erkrankung nicht unbedingt öffentlich machen muss. Oft kann es schon ausreichen, bei beginnenden Beschwerden Urlaubs- oder Krankenstandstage zu nehmen. Manchmal jedoch, vor allem bei schwerer Manie, kann es vorkommen, dass Betroffene sich sehr „auffällig" verhalten. Um dem Unverständnis von Kollegen besser zu begegnen, ist der Weg nach vorne oft die bessere Lösung. In diesem Fall hilft genaue Aufklärung über die Erkrankung, um Missverständnisse zu beseitigen (siehe Seite 103).

Wann kann ich die Medikamente wieder absetzen? Wie lange muss ich Medikamente nehmen?

Die Wahrscheinlichkeit, dass bipolar Erkrankte ohne begleitende medikamentöse Behandlung einen Rückfall erleiden, ist sehr groß. In Phasen seelischer Gesundheit erinnert man sich nur ungern an zurückliegende Episoden. Es fällt dann besonders schwer, täglich Medikamente einzunehmen und womöglich durch deren Nebenwirkungen beeinträchtigt zu sein. Trotzdem besteht ein hohes Risiko, wieder in eine depressive oder manische Episode zu fallen, selbst nach jahrelanger Beschwerdefreiheit. Ein Versuch, die langfristige Dauermedikation abzusetzen, sollte unbedingt nur gemeinsam mit dem behandelnden Facharzt erfolgen. Über einen Zeitraum von einem halben Jahr werden die Medikamente langsam abgesetzt („ausgeschlichen"), dabei sollte man genau auf erste Symptome einer neuerlichen Episode wie verändertes Schlafverhalten, sozialer Rückzug oder Konzentrationsbeeinträchtigung achten. In jedem Fall sollte man in der Zeit des Absetzversuchs in engem Kontakt mit dem behandelnden Arzt stehen.

Ist Johanniskraut bei Bipolarer Erkrankung eine Alternative zu Medikamenten?

Viele Menschen, die unter Stimmungsschwankungen leiden, scheuen zunächst den Gang zum Arzt. Der erste Schritt, sich über Depression und Manie zu informieren, ist zumeist das Internet. In der Behandlung depressiver Verstimmungen trifft man hier auf unzählige Erfolgsmeldungen über Johanniskraut. Diese Heilpflanze beziehungsweise einzelne Essenzen davon wurden in entsprechenden Labors untersucht. Einer der Hauptbestandteile, das Hyperforin, hat angeblich eine 90%ige Ansprechrate bei depressiver Verstimmung.
In den Veröffentlichungen im Internet werden auch Vergleiche gezogen zu gängigen, von der Gesundheitsbehörde zugelassenen Antidepressiva, allerdings in sehr niedriger Dosierung. Uns ist kein einziges Antidepressivum bekannt, welches eine 90%ige Erfolgsquote hat. Im Gegensatz zu den derzeit sich am Markt befindlichen Medikamenten existieren für Johanniskraut auch keine Langzeituntersuchungen. Vor allem gibt es auch keinerlei Untersuchungen über die Wirksamkeit beim manisch-depressiven Krankheitsgeschehen. Wir raten hiermit dem Internetbenützer, sich nicht von trügerischen Hoffnungen leiten zu lassen, sondern sich ausreichend zu informieren und sich an professionelle Berater zu wenden.

Gibt es Alternativen? Wirken Homöopathie, Akupunktur und Bachblüten?

Nach heutigem Wissensstand gibt es keine wirklichen Alternativen. Es gibt eine Menge an zusätzlichen, hilfreichen Aktivitäten wie bereits beschrieben. Das Arbeiten an den Rahmenbedingungen ersetzt nicht die medikamentöse Behandlung. Nur selten kommt es innerhalb eines bipolaren Krankheitsverlaufs spontan zu einem völligen Abklingen der Erkrankung („Spontanremission"). Bezüglich alternativer Heilmethoden wie Homöopathie, Akupunktur oder Bachblüten gibt es in Zusammenhang mit Bipolarer Erkrankung keinerlei Untersuchungen über die Wirksamkeit. Da viele Patienten aber auf diese alternativen Heilmittel vertrauen, spricht im Einzelfall nichts gegen zusätzliche Anwendung.

Welcher Zusammenhang besteht zwischen Hormonen und Wechselbeschwerden?

Es gibt nur eine Untersuchung aus Amerika über Östrogen in Verwendung als Antidepressivum. Im Zusammenhang mit Bipolarer Erkrankung zeigt sich, dass Patientinnen ihre unklaren Beschwerden häufig auf den „Wechsel", also die Menopause zurückführen. Medikamentös erhalten sie in der Regel Hormonersatzpräparate. Letztendlich liegt auch hier das Problem in der ungenauen Diagnostik, sehr häufig handelt es sich doch um undiagnostizierte Bipolar II-Verlaufsformen.

Literatur

Internationale Behandlungsrichtlinien

Bipolar disorder. The management of bipolar disorder in adults, children and adolescents, in primary and secondary care, NICE clinical guideline 38, National Institute for Health and Clinical Excellence, Juli 2006. http://www.nice.org.uk/guidance/cg38.

Yatham L.N., Kennedy S.H., O'Donovan C., et al. (2005) Canadian Network for Mood and Anxiety Treatments (CANMAT) Guidelines for the Management of Patients with Bipolar Disorder: Consensus and Controversies. Bipolar Disorders, Suppl. 3, Vol. 7. www.mentalhealth.com/rx2/bp-can1.html.

Kasper S., Haushofer M., Zapototczky H.G., Aschauer H., Wolf R., Hinterhuber H., Bonelli M., Wuschitz A. (2002) Bipolare Erkrankungen, Konsensus zur Diagnostik und Therapie. PROMED 6: 19–22.

Kasper S., Haushofer M., Zapotoczky H.G., Aschauer H., Wolf R., Hinterhuber H., Bonelli M., Wuschitz A. (1999) Konsensus-Statement: Diagnostik und Therapie der bipolaren Störung. Sonderdruck Neuropsychiatrie, Band 13, Nr. 3: 100–108.

Krüger S., Bräunig P., Grunze H. (2006) Leitlinien zur Therapie der akuten Manie. Psychiat Prax 33, Supplement 1: S2–S6.

Practice Guideline for the Treatment of Patients With Bipolar Disorder, APA, April 2002, www.psych.org/psych_pract/treatg/pg/Practice%20Guiedelines8904/BipolarDisorder_2e.pdf

Suppes, T. Dennehy E.B., Hirschfeld R.M.A., Altshuler L.L., Bowden C.L., Calabrese J.R., Crismon M.L, Ketter T.A., Sachs G.S., Swann A.C. (2005) The Texas Implementation of Medication Algorithms: Update of the algorithms of treatment of bipolar disorder. J Clin Psychiatry 66: 870–886.

Grunze H., Kasper S., Goodwin G., Bowden C., Baldwin D., Licht R., Vieta E., Möller H.-J., WFSBP Task Force on Treamtment Guidelines for Bipolar Disorders (2002) The World Federation of Societies of Biological Psychiatry (WFSBP) Guidelines for Biological Treatment of Bipolar Disorder, Part I: Treatment of Bipolar Depression. World J Biol Psychiatry 3: 115–124.

Grunze H., Kasper S., Goodwin G., Bowden C., Baldwin D., Licht R., Vieta E., Möller H.-J., WFSBP Task Force on Treamtment Guidelines for Bipolar Disorders (2003) The World Federation of Societies of Biological Psychiatry (WFSBP) Guidelines for the Biological Treatment of Bipolar Disorders, Part II: Treatment of Mania.World J Biol Psychiatry 4: 5–13.

Grunze H., Kasper S., Goodwin G., Bowden C., Baldwin D., Licht R., Vieta E., Möller H.-J., WFSBP Task Force on Treamtment Guidelines for Bipolar Disorders (2004) The World Federation of Societies of Biological Psychiatry (WFSBP) Guidelines for the Biological Treatment of Bipolar Disorders, Part III: Maintenace treatment. World J Biol Psychiatry 5: 120–135.

Deutsche Gesellschaft für Bipolare Störungen e.V. (Hrsg) (2002) Weißbuch Bipolare Störungen in Deutschland. Redaktion: Andreas Erfurth. ConferencePoint.

Fachbücher und Literaturzitate

Adams D.H., Degenhardt E., Tohen M., Williamson D.J., Houston J.P.: Olanzapine/Fluoxetine Combination Versus Lamotrigine in the Long-Term Treatment of Bipolar I Depression, Abstract, Fifth European Stanley Conference on Bipolar Disorder (ESCBD/Stanley), October 5–7, 2006, Barcelona, Spain.

Ahrens B., Müller-Oerlinghausen B., Schou M., Wolf T., Alda M., Grof E., Grof P., Lenz G., Simhandl C., Thau K., Vestergaard P., Wolf R., Möller H.J. (1995) Excess cardiovascular and suicide mortality of affective disorders may be reduced by lithium prophylaxis. J. of Affect. Disord. 33: 67–75.

Akiskal H. (2005) Bipolarity is Clinically Expressed as a Spectrum Pro & Con. J Bipolar Disorder IV:3-5

Angst J., Preisig M. (1995a) Course of a clinical cohort of unipolar, bipolar and schizoaffective patients. Results of a prospectzive study from 1959 to 1985. Schweizer Archiv für Neurologie und Psychiatrie 146(1): 5–16.

Angst J., Preisig M. (1995b) Outcome of a clinical cohort of unipolar, bipolar and schizoaffective patients. Results of a prospective study form 1959 to 1985. Schweizer Archiv für Neurologie und Psychiatrie 146(1): 17–23.

Angst J,, Gamma A,, Benazzi F., et al. (2003) Toward a re-definition of subthreshold bipolarity: epidemiology and proposed criteria for bipolar-II, minor bipolar disorders and hypomania. J Affect Disord 73(1-2): 133–146.

Angst J., Adolfsson R., Benazzi F., et al (2005) The HCL-32: Towards a self-assessment too for hypomanic symptoms in outpatients. J Affect Disord 88: 217–233.

Baethge C., Gruschka P., et al. (2003) Effectiveness and outcome predictors of long-term lithium prophylaxis in unipolar major depressive disorder. J Psychiatry Neurosci 28(5): 355–61.

Baethge C., Baldessarini R.J., et al. (2005) Long-term combination therapy versus monotherapy with lithium and carbamazepine in 46 bipolar I patients. J Clin Psychiatry 66 (2): 174–82.

Baldessarini R.J., Tondo L., et al. (1999) Discontinuing lithium maintenance treatment in bipolar disorders: risks and implications. Bipolar Disorders 1: 17–24.

Baldessarini R.J., Tondo L. (2000) Does Lithium still work – Evidence of Stable Responses Over Three Decades. Arch Gen Psychiatry 57: 187–190.

Bauer M., Mitchner L. (2004) What is a „mood stabilizer"? An evidence-based response. Am J Psychiatry 161(1): 3–18.

Bauer M., Rasgon N., Grof P., Gyulai L., Glenn T. (2005) Does the Use of an Automated Tool for Self-Repoting Mood by Patier Bipolar Disoroder Bias the Collected Data? Whybrow, Medscape General Medicine 7(2): 21.

Bauer M., Grof P., Müller-Oerlinghausen B. (2006) Lithium in Neuropsychiatry: The Comprehensive Guide. Taylor & Francis.

Berghöfer A., Müller-Oerlinghausen B. (2000) Is There a Loss of Efficacy of Lithium in Patients Treated for Over 20 Years? Neuropsychobiology 42(suppl 1): 46–49.

Bipolar Disorder In The Workplace, http://www.forbes.com/2006/05/02/bipolar-disorder-workplace-cx_sr_0503bipolar_print.html

Bock T. (2004) Bipolare Patienten, ihre Angehörigen und Therapeuten. Psychoneuro 30(10): 559–562.

Botts S.R., Raskind J. (1999) Gabapentin and lamotrigin in bipolar disorder. American Journal of Health-System Pharmacy 56(19): 1939–1944.

Bowden C.L., Brugger A.M., et al. (1994) Efficacy of divalproex vs lithium and placebo in the treatment of mania. JAMA 271: 918–924.

Bowden C.L., Calabrese J.R., et al. (2000) A Randomized, Placebo-Controlled 12-Month Trial of Dvalproex and Lithium in Treatment of Outpatients With Bipolar I Disorder. Arch Gen Psychiatry 57: 481–489.

Bowden C.L., Calabrese J.R., et al. (2003) A Placebo-Controlled 18-Month Trial of Lamotrigine and Lithium Maintenance Treatment in Recently Manic or Hypomanic Patients With Bipolar I Disorder. Arch Gen Psychiatry 60: 841–849.

Bowden C.L., Grunze H., et al. (2005) A Randomized, Double-Blind, Placebo-Controlled Efficacy and Safety Study of Quetiapine or Lithium as Monotherapy for Mania in Bipolar Disorder. J Clin Psychiatry 66: 111–121.

Burgess S., Geddes J., et al. (2001) Lithium for maintenance treatment of mood disorders. Cochrane Database Syst Rev 3:CD003013.

Calabrese J.R., Bowden C.L., et al. (2003) A Placebo-Controlled 18-Month Trial of Lamotrigine and Lithium Maintenance Treatment in Recently Depressed Patients With Bipolar I Disorder. J Clin Psychiatry 64: 9.

Calabrese J.R., Vieta E., et al. (2003) Latest maintenance data on lamotrigine in bipolar disorder. European Neuropsychopharmacology 13: S57–S66.

Calabrese J.R., Rapport D.J., et al. (2005) New data on the use of lithium, divalproate, and lamotrigine in rapid cycling bipolar disorder. European Psychiatry 20: 92–95.

Calabrese J.R., et al. (2005) A 20-Month, Double-Blind, Maintenance Trial of Lithium Versus Divalproex in Rapid-Cycling Bipolar Disorder. Am J Psychiatry 162: 2152–2161.

Chengappa K.N.R., Gershon S., Levine J. (2004) The evolving role of topiramate among other mood stabilizers in the management of bipolar disorder. Bipolar Disord 3: 215–232.

Chou J.C-Y. (2004) Review and Update of the American Psychiatric Association Practice Guideline for Bipolar Disorder. Primary Psychiatry 11(9): 73–84.

Colom F., Vieta E. (2006) Psychoeducation Manual for Bipolar Disorder. Cambridge University Press, Cambridge.

Dietrich D.E., Kropp S., Emrich H.M. (2003) Oxcarbazepin in der Behandlung affektiver und schizoaffektiver Erkrankungen. Fortschr Neurol Psychiat 71: 255–264.

Etzersdorfer E., Schell G. (2002) Psychoanalytische Überlegungen zur bipolaren affektiven Erkrankung – Neues seit Abraham? Krankenhauspsychiatrie 13 (Sonderheft 1): S17–S25.

Etzersdorfer E., Schell G. (2006) Suicidality in Bipolar Disorders-Psychoanalytic Contribution. Archives of Suicide Research 10: 283–294.

Freisen A., Schärer L., Biedermann N.C., Langosch J.M. (2004) Life Charts und Soziales Rhythmustraining, Selbstmanagement mit Hilfe elektronischer Patiententagebücher. Psychoneuro 30(11): 557–558.

Geddes J.R., Burgess S., et al. (2004) Long-Term Lithium Therapy for Bipolar Disorder: Systematic Review and Meta-Analysis of Randomized Controlled Trials. Am J Psychiatry 161: 2.

Geller B., Tillman R., Craney J.L., Bolhofner K. (2004) Four-year prospective outcome and natural history of mania in children with a prepubertal and early adolescent bipolar disorder phenotype. Arch Gen Psychiatry 61(5): 459–67.

Ghaemi S.N., Goodwin F.K. (2001) Long-term naturalistic treatment of depressive symptoms in bipolar illness with divalproex vs. Lithium in the setting of minimal antidepressant use. Journal of Affective Disorders 65: 281–287.

Goodwin F.K., Jamison K.R. (1990) Manic-Depressiv Illness. Oxford University Press, 1990.

Goodwin F.K. (2002) Rationale for Long-Term Treatment of Bipolar Disorder and Evidence for Long-Term Lithium Treatment. J Clin Psychiatry 63(suppl 10): 5–12.

Goodwin F.K., Fireman B., et al. (2003) Suicide Risk in Bipolar Disorder During Treatment With Lithium an Divalproex. JAMA 290(11): 1467–1473.

Greil W., Kleindienst N., et al. (1998) Differential Response to Lithium and Carbamazepine in the Prophylaxis of Bipolar Disorder. J Clin Psychopharmacol 18(6): 455–460.

Hantouche E.G., Angst J., Akiskal H.S. (2003) Factor structure of hypomania: Interrelationships with cyclothymia and the soft bipolar spectrum. Journal of Affektive Disorders 73: 39–47.

Hartong E.G., Moleman P., et al. (2003) Prophylavtic Efficacy of Lithium Versus Carbamazepine in Treatment-Naive Bipolar Patients. J ClinPsychiatry 64: 144–151.

Have ten M., Vollebergh W., Bijl R., Nolen W.A. (2002) Bipolar disorder in the general population in The Netherlands (prevalence, consequences and care utilisation): Results from The Netherlands Mental Health Survey and Incidence Study (NEMESIS). J Affect Disorders 68: 203–213.

Henry C., Sorbara F., Lacoste J., Gindre C., Leboyer M. (2001) Antidepressant-Induced Mania in Bipolar Patients: Identification of Risk Factors. J Clin Psychiatry 62: 4.

Hirschfeld R.M.A., Williams J.B.W., Spitzer R.L, Calabrese J.R., Flynn L., Keck P.E., Lewis L., McElroy S.L., Post R.M., Rapport D.J., Russel J.M., Sachs G.S., Zajecka J. (2000) Development and Validation of a Screening Instrument for Bipolar Spectrum Disorder: The Mood Disorder Questionnaire. Am J Psychiatry 157: 1873–1875.

Hirschfeld R.M.A., Lewis L., Vornik L.A. (2003) Perceptions and Impact of Bipolar Disorder: How Far Have We Really Come? Results of the National Depressive and Manic-Depressive Association 2000 Survey of Individuals With Bipolar Disorder. J Clin Psychiatry 64: 2.

Kleindienst N., Greil W. (2000) Differential Efficacy of Lithium and Carbamazepine in the Prophylaxis of Bipolar Disorder: Results of the MAP Study. Neuropsychobiology 42(suppl 1): 2–10.

Kraepelin E. (1901) Einführung in die psychiatrische Klinik. J.A. Barth Verlag, Leipzig, S. 1–20 und 61–80.

Krämer G. (2000) Oxcarbazepin (Trileptal®): Ein neues Antiepileptikum zur Mono- und Kombinationstherapie. Akt Neurologie 27: 59–71.

Krämer G., Walden J. (2002) Valproinsäure, Pharmakologie, Klinischer Einsatz, Nebenwirkungen und Therapierichtlinien. Springer, Berlin Heidelberg New York.

Lennkh C., Simhandl C. (2000) Current aspects of Valproate in bipolar disorder. International Clinical Psychopharmacology 15(1): 1–11.

MacQueen G.M., Marriott M., Robb J., Begin H., Young L.T. (2002) Induction of mania and cycle acceleration in bipolar disorder: Effect of different classes of antidepressant. Acta Psychiatr Scand 105: 427–430.

Macritchie K.A., Geddes J.R., et al. (2005) Valproic acid, valproate and divalproex in the maintenance treatment of bipolar disorder. The Chocrane Database of Systematic Reviews, Issue 3.

McDonald C., Schulze K., Murray R.M., Tohen M. (2005) Bipolar Disorder: The Upswing In Research And Treatment. Taylor & Francis.

Mentzos S. (1967) Mischzustände und mischbildhafte phasische Psychosen. Enke, Stuttgart.

Möller H-J., Nasrallah H.A. (2003) Treatment of Bipolar Disorder. J Clin Psychiatry 64(suppl 6): S9–S17.

Montgomery S.A., Schatzberg A.F., et al. (2000) Pharmacotherapy of depression and mixed states in bipolar disorder. Journal of Affective Disorders 59: S39–S56.

Müller-Oerlinghausen B., Greil W. (1986) Die Lithiumtherapie. Nutzen, Risiken, Alternativen. Eine Einführung für Ärzte aller Fachrichtungen. Springer, Berlin Heidelberg New York.

Müller-Oerlinghausen B., Haas S., Stoll K.-D. (1989) Carbamazepin in der Psychiatrie. Thieme, Stuttgart.

Müller-Oerlinghausen B., Ahrens B., Grof E., Grof P., Lenz G., Schou M., Simhandl C., Thau K., Vestergaard P., Volk J., Wolf R. (1991) Reduced Mortality of Manic Depressive Patients in long term Lithium Treatment: An International Collaborative Study by IGSLI. Psychiatry Research 36 (3): 329–332.

Müller-Oerlinghausen B., Ahrens B., Grof E., Grof P., Lenz G., Schou M., Simhandl C., Thau K., Volk J., Wolf R., Wolf T. (1992) The effect of long-term lithium treatment on the mortality of patients with manic-depressive and schizo-affective illness. A collaborative study by IGSLI. Acta Psych Scand 86: 218–222.

Palmer B.F., Gates J.R., Lader M. (2003) Causes and Management of Hyponatremia. The Annals of Pharmacotherapy 37: S1694–S1702.

Pini S., de Queiroz V., Pagnin D., Pezawas L., Angst J., Cassano G.B., Wittchen H.-U. (2005) Prevalence and burden of bipolar disorders in European countries. European Neuropsychopharmacology 15(4): S425–434.

Sachs G, Chengappa K.N.R., et al. (2004) Quetiapine with lithium or divalproex for the treatment of bipolar mania: a randomized, double-blind, placebo-controlled study. Bipolar Disord 6: 213–223.

Schramm E. (1998) Interpersonelle Psychotherapie. 2. Aufl. Schattauer, Stuttgart.

Simhandl C., Denk E., Thau K.J. (1993) The Comparative efficacy of carbamazepine low and high serum level and lithium carbonat in the prophylaxis of affective disorders. J Affect Disorder 28: 221–231.

Simhandl C., Denk E. (1994) Carbamazepin in der Rezidivprophylaxe unipolarer und bipolarer affektiver Erkrankungen. In: Müller-Oerlinghausen B., Berghöfer A. (Hrsg.) Ziele und Ergebnisse der medikamentösen Prophylaxe affektiver Psychosen. Thieme, Stuttgart, S. 121–126.

Simhandl C. (1997) Diagnostik psychischer Störungen in der Praxis. Existenzanalyse 1, 14. Jahrgang, 2: 33-37

Sokolski K.N., Denson T.F. (2993) Adjunctive quetiapine in bipolar patients partially responsive to lithium or valproate. Progress in Neuro-Psychopharmacology & Biological Psychiatry 27: 863–866.

Sproule B. (2002) Lithium in Bipolar Disorder – Can Drug Concentration Predict Therapeutic Effect? Clin Pharmakokinet 41(9): 639–660.

Tacchi M.-J., Scott J. (2005) Improving Adherence in Schizophrenie and Bipolar Disorders. Wiley Verlag.

Thau K., Meszaros K., Simhandl C. (1991) Three Cases of Severe Mania Successfully Treated with High-Dosage Lithium-Carbonate. Pharmacopsychiatry 24: 85–88.

Thau K., Meszaros K., Simhandl C. (1993) The use of high-dosage lithium carbonate in the treatment of acute mania: A Review. Lithium 4: 149–159.

Tohen M., Ketter T., Zarate C.A., Suppes T., Frye M., Altshuler L., Zajecka J., Schuh L.M., Risser R.C., Brown E., Baker R.W. (2003) Olanzapine Versus Divalproex Sodium for the Treatment of Acute Manie and Maintenance of Remission: A 47-Week Study. Am J Psychiatry 160: 1263–1271.

Tohen M., Chengappa K.N.R., Suppes R., Baker R.W., Zarate C.A., Bowden C.L., Sachs G.S., Kupfer D.J., Ghaemi S.N., Feldman P.D., Risser R.C., Evans A.R., Calabrese J.R. (2004) Relapse prevention in bipolar I disorder: 18-month comparison of olanzapine plus mood stabiliser v. mood stabiliser alone. British Journal of Psychiatry 184: 337–345.

Tohen M., Greil W., et al. (2005) Olanzapine versus lithium in the maintenance treatment of bipolar disorder: a 12-month, ranomized, double-blind, controlled clinical trial. Am J Psychiatry 162(7): 1281–1290.

Tondo L., Baldessarini R.J. (2000) Reduced Suicide Risk During Lithium Maintenance Treatment. J Clin Psychiatry 61(suppl 9): 97–104.

Tondo L., Hennen J., et al. (2001) Lower suicide risk with long-term lithium treatment in major affective illness: a meta-analysis. Acta Psychiatr Scand 104: 163–172.

Viguera A.C., Cohen L.S., Baldessarini R.J., Nonacs R. (2002) Managing Bipolar Disorder During Pregnancy: Weighing the Risks and Benefits. Can J Psychiatry 47(5): 426–436.

Viguera A.C., Newport D.J., Ritchie J., Stowe Z., Whitfield T., Mogielnicki J., Baldessarini R.J., Zurick A., Cohen L.S. (2007) Lithium in Breast Milk and Nursing Infants: Clinical Implications. Am J Psychiatry 164: 342–345.

Walden J. et al. (1999) Empfehlungen für die Behandlung bipolarer affektiver Störungen. Pharmakotherapie 6(3): 115–123.

Zweig S. (1982) Die Heilung durch den Geist. S. Fischer, Frankfurt am Main (Erstausgabe: Insel-Verlag, Leipzig, 1931).

Patientenbücher

Bock T., Koesler A. (2005) Bipolare Störungen. Manie und Depression verstehen und behandeln. Psychiatrie-Verlag.

De Hert M., Thys E., Magiels G., Wyckaert S. (2004) Anything or Nothing, Self-guide for People with Bipolar Disorder. Houtekiet.

Greil W., Giersch D. (2006) Stimmungsstabilisierende Therapien bei manisch-depressiven (bipolaren) Erkrankungen. Ein Fachbuch für Betroffene, Angehörige und Therapeuten. Thieme, Stuttgart.

Jamison K.R. (1990) Meine ruhelose Seele. Die Geschichte einer manischen Depression. Goldman.

Meyer T.D. (2005) Manisch-depressiv? Was Betroffene und Angehörige wissen sollten. Beltz.

Miklowitz D.J. (2002) The Bipolar Disorder Survival Guide: What you and your family need to know. The Guilford Press.

Kane S. (2002) 4.48 Psychose. Rowohlt Taschenbuch, Reinbek bei Hamburg.

Schou M. (2004) Lithium Treatment of Mood Disorders. A Practical Guide. 6th, revised ed. Karger.

Sienaert P., Dahl E. (2006) Extreme Gefühle Manisch-depressiv: Leben mit einer bipolaren Störung – Hilfen für Betroffene und Angehörige. Kösel Verlag (deutsche Übersetzung).

Vasak G., Katschnig H. (2001) Sturzfliegen. Leben in Depression und Manien. R&R Verlag.

Walden J., Grunze H. (1998) Bipolare affektive Störungen. Ursachen und Behandlung. Thieme, Stuttgart.

Serviceteil – Kontaktadressen

SCHWEIZ

SELBSTHILFEGRUPPEN FÜR BIPOLARE
Erfahrungsaustausch und Kontakt
Diana Dillmann (Association de personnes atteintes de troubles bipolaires ou de dépressions)
Tel.: 022 321 74 64
Internet: www.association-atb.org

Manfred Ferrari
Internet: www.forum-humanum.ch

Verein EQUILIBRIUM
Sekretariat (vielerorts Kontaktguppen), Tel.: 0848 143 144
CH-6340 Baar
Internet: www.depressionen.ch
E-Mail: info@depressionen.ch
SOS-E-Mail: help@depressionen.ch

DEUTSCHLAND

Das wahrscheinlich ausführlichste und empfehlenswerteste Portal im deutschsprachigen Raum bietet die Deutsche Gesellschaft für Bipolare Störungen DGBS. Es bietet Literaturempfehlungen für Laien und Fachleute am aktuellsten Stand sowie Diskussionsforen.
Internet: www.dgbs.de (mit vielen Adressen)

Selbsthilfe Netzwerk für Menschen mit bipolaren Störungen
Tel.: 040-85 40 88 83, Di und Do 14.00–18.00 Uhr
Internet: www.bipolar-netzwerk.dgbs.de
E-Mail: info@bipolar-netzwerk.dgbs.de

ÖSTERREICH

Tirol

Ambulanz für Bipolare Erkrankungen
Tagesklinik für Affektive Erkrankungen der Univ.-Klinik für
Psychiatrie / I. Stock
Innrain 43
A-6020 Innsbruck
Leitung: Univ.-Prof. Dr. Armand Hausmann
Tel.: +43-(0)512/504-25445
E-Mail: armand.hausmann@i-med.ac.at

Salzburg

Spezialambulanz für Bipolare Störungen
Dr. Moritz Mühlbacher, Dr. Christoph Egger
Universitätsklinik für Psychiatrie I, Paracelsus Privatmedizinische Universität
Christian Doppler Klinik, Ignaz Harrerstr. 79, A-5020 Salzburg
Donnerstag 14.00–16.00 Uhr / nach Vereinbarung
Telefonische Terminvereinbarung unter Tel.: +43-(0)662/44 83-4900
E-Mail: kontakt@bipolar.at
Internet: http://www.christian-doppler-klinik.at
Achtung: Die Spezialambulanz steht bei entsprechender Begründung ausnahmsweise auch Patienten aus den benachbarten Bundesländern und dem bayrischen Grenzgebiet zur Verfügung. Für Patienten in Bayern sei auch auf folgenden Link verwiesen: www.projekteverein.de

BIPOL – Selbsthilfegruppe für Menschen mit Bipolarer Störung
Jeden ersten Freitag im Monat, 18.30 Uhr
Evangelisches Zentrum, Dr. Adolf Altmann Straße 10 (bei Kommunalfriedhof), Bushaltestelle Nissenstraße (Linie 5 und 15)
Auskunft: Dr. Mühlbacher oder Dr. Egger Tel.: +43-(0)662/44 83-6

Angehörigengruppen und Beratung:
Verein AhA – Angehörige helfen Angehörigen
Vorsitzende: Sigrid Steffen
Lessingstraße 6, A-5020 Salzburg Auskunft unter Tel.: 0662/88 22 52-16
Internet: www.hpe.at/aha
Mobil-Hotline: 0664/340 52 66
E-Mail: aha-salzburg@hpe.at

Oberösterreich

UP & DOWN
Sprechstunde für wechselnde Gemütslagen
Leitung: OA Dr. Christian Jagsch
Termine: jeden Dienstag von 8.30–11.30 Uhr, nach telefonischer Vereinbarung
Psychiatrische Klinik Wels
Linzerstraße 89, A-4600 Wels
Tel.: 0 72 42/407-512
Internet: www.psychiatrie-wels.at

Selbsthilfegruppe für Bipolare Erkrankungen Wels
Koordination und Ansprechpartner: OA Dr. Christian Jagsch
Jeden 1. Mittwoch im Monat, 19.00–21.00 Uhr, in der
Psychiatrischen Klinik Wels
Linzerstraße 89, A-4600 Wels

Steiermark

Spezialambulanz für Patienten mit Bipolarer Störung
„Manisch-depressives Kranksein"
Dr. Bernd Reininghaus, Dr. Eva Schmidt, Dr. Christoph Ebner
Universitätsklinik für Psychiatrie
Auenbruggerplatz 31, A-8036 Graz
Kontakt: 8.00–15.00 Uhr unter Tel.: 0316/385-3616
(Frau B. Kuttroff-Klausner, Frau M. Amon)
Internet: http://www.meduni-graz.at/psychiatrie/ambu_bipolar.html

Psychoedukation bei bipolaren Störungen
Ein verhaltenstherapeutisch orientiertes Gruppenprogramm zur Aufklärung, Gesundheitsförderung und zum besseren Umgang mit der Erkrankung.

Eine vorhergehende Anmeldung ist unbedingt notwendig unter
Tel.: 0316/385-3616
Genauere Informationen im Internet:
http://www.meduni-graz.at/psychiatrie/ambu_bipolar.html

Selbsthilfegruppe für Patienten mit einer bipolaren Erkrankung
Jeweils am ersten Dienstag im Monat um 17.30 Uhr.
Ort: Universitätsklinik für Psychiatrie, Seminarraum 1. Stock
Auenbruggerplatz 31, A-8036 Graz
Anmeldung unter Tel. 0316/385-3616 (8.00–15.00 Uhr)

Niederösterreich

Ambulanz für Stimmungsschwankungen
Leiter: Ao. Univ. Prof. Primarius Dr. Christian Simhandl,
Abteilung für Psychiatrie und psychotherapeutische Medizin am Aö KH Neunkirchen
Peischingerstraße 19, A-2620 Neunkirchen
Ambulanzzeiten: Dienstag 7.30–9.00 Uhr, Anmeldung unter
Tel.: 0 26 35/602-3204
E-Mail: psychiatrie@khneunkirchen.at (Sekretariat)
Internet: www.simhandl.at

Selbsthilfegruppe Neunkirchen „Bipolar Austria"
Kontaktperson: Fr. Andrea Höller, Tel.: 0664/450 88 89
E-Mail: bipolar-austria@gmx.at

Wien

Ambulanz für kurz dauernde Depressionen – bipolar Spektrum Störungen
Leitung: Privatdoz. Dr. Andreas Erfurth,
Ao. Univ.-Prof. Dr. Mara Stamenkovic
Erreichbarkeit unter Tel.: 01/40 400-3547

Präventions- und Therapiezentrum für Manisch-Depressive und Schizophrenie-Patienten
Ordination Dr. Georg Schönbeck in den Räumlichkeiten von Club D&A
Information und Anmeldung Tel.: 01/406 13 48
E-Mail: georg.schoenbeck@aon.at
Internet: www.schoenbeck.info

Phasenprophylaxe-Ambulanz Psychiatrische Univ.-Klinik AKH Wien
Leiter: Univ.-Prof. Dr. Kenneth Thau
Donnerstag 7.30–8.30 Uhr, Tel.: 01/40 400-3547
Selbsthilfegruppe für manischdepressive „Sturzflieger"
A-1040 Wien
Kontakt: Manuela Pichler, Tel.: 01/513 15 30
E-Mail: office@promente-wien.at

ÖSTERREICH

Selbsthilfegruppen Österreich
Internet: http://www.club-d-a.at/, in allen Bundesländern in Österreich vertreten

Angehörigenhilfe Österreich
HPE – Hilfe für Angehörige und Freunde psychisch Kranker
Zentrale: Bernardgasse 36/14, 1070 Wien
Tel.: 01/526 42 02
Internet: www.hpe.at

ÖGBE Österreichische Gesellschaft für Bipolare Erkrankungen
Präsident: Primarius Ao. Univ.-Prof. Dr. Christian Simhandl
Sekretär: Ao. Univ.-Prof. Dr. A. Hausmann
Internet: www.oegbe.at
E-Mail: sekretariat@oegbe.at
Internet: www.bipolar.at, diese Homepage von Kollegen der Salzburger Klinik bietet neben viel Information auch einen Chat-Room an.

Medikamentenlisten

Österreich

Bei den „Nachbauten" (sogenannte Generika) werden häufig nur der Wirkstoff und der Firmenname genannt. Es ist heutzutage fast nicht mehr möglich, eine komplette Liste von Nachbauten zur Verfügung zu stellen, da ständig neue Präparate auf den Markt kommen.
Immer wieder passiert es, dass Patienten Nebenwirkungen von einem bestimmten Antidepressivum beklagen und der Arzt ihnen das gleiche Antidepressivum, nur von einer anderen Firma, weiterverschreibt (dies ist mir in meiner Praxis nicht erst einmal passiert!).
Bei den „Nachbaumedikamenten" (Generika) muss beachtet werden, dass das neue Präparat genau die gleiche Dosierung, die gleiche Abbaugeschwindigkeit und vor allem auch das gleiche Salz wie das Originalmedikament beinhaltet.

Tabelle 1. Trizyklische Antidepressiva TCA und MAO Hemmer

Wirkstoff	**Handelsname**
Clomipramin	Anafranil®
Doxepin	Aponal®, Sinequan® (in Ö nicht mehr im Handel)
Dosulepin	+ Diazepam Harmomed®
Opipramol	Insidon®
Maprotilin	Ludiomil®
Mianserin	Tolvon®
Nortriptylin	Nortrilen®
Dibenzepin	Noveril®
Amitriptylin	Saroten®, Tryptizol®
Monoaminoxidase – MAO Hemmer	
Moclobemid	Aurorix® Aurobemit®,
Tranylcypromin	Jatrosom® (D)

Links finden Sie die Wirkstoffe, rechts die Handelsnamen.

Tabelle 2. Sonstige und „Dual" wirksame Antidepressiva

Venlafaxin	Efectin®
Mirtazapin	Remeron®, Mirtabene®, Lanacepin®, Mirtaron®, Mirtel®
Milnacipran	Dalcipram®, Ixel®
Duloxetin	Cymbalta, Xeristar®
Sulpirid	Dogmatil®
Reboxetin	Edronax®
Tianeptin	Stablon®
Trazodon	Trittico®

Tabelle 3. SSRI – selektive Serotoninwiederaufnahmehemmer

Fluvoxamin	Floxyfral®, Felixsan®, Fluvoxamin®
Fluoxetin	Fluctine®, Floccin®, Fluoxenorm®, Fluoxibene®, Fluoxistadt®, Flux®, Fluxil®, Fluxomed®, Mutan®, Nufluo®, Positivum®, Felicium®, Prozac® (in Amerika),
Citalopram	Seropram®, Citalanorm®, Eostar®, Pram®, Cital® Hexal®, Citalopram®, Citalostad®, Citarcana
Sertralin	Tresleen®, Gladem®, Sertralin®, Sertarcana®, Sertra Hexal®, Sertranorm®, Adjuvin®
Escitalopram	Cipralex®

Tabelle 4. atypische Antipsychotika/Neuroleptika, welche bei Bipolarer Erkrankung verwendet werden

Atypisch bedeutet, dass extrapyramidalmotorische Nebenwirkungen seltener auftreten.

Wirkstoff	Handelsname	Indikation in Ö
Olanzapin	Zyprexa®	akute Manie, Prophylaxe
Risperidon	Risperdal®, Risperinorm®, Rispolin®	Zusatztherapie bei Manie
Quetiapin	Seroquel®	akute Manie
Ziprasidon	Zeldox®	akute Manie, gemischte Episode
Aripiprazol	Abilify®	
Clozapin	Leponex®, Lanolept®	
Amisulpirid	Solian®	

Stand: Austriacodex Dezember 2006

Tabelle 5: Antiepileptika, die bei Bipolaren Erkrankungen verwendet werden

Wirkstoff	Handelsname	Indikation „Bipolar“ in Ö
Valproinsäure,	Convulex®	akute Manie, Prophylaxe
Valproat Natrium	Depakine®	akute Manie
	Natriumvalproat®	nicht erwähnt
Carbamazepin	Tegretol®	Manie
	Neurotop®	Manie, Prophylaxe
	Deleptin®	Prophylaxe
	Sirtal®	Manie
Oxcarbazepin	Trileptal®	nicht erwähnt
Lamotrigin	Lamictal®, Lamotriglax®	Prävention depressiver
	Gerolamic®, Lamotribene®	Episoden bei MDK

Stand: Austriacodex Dezember 2006, Zulassungen in Österreich 01/2007

Ein Wort noch zu den Fallbeispielen:

Die Beschreibung der ausgewählten Patientengeschichten ist natürlich davon beeinflusst, dass äußerst schwierige und komplizierte Krankheitsverläufe medikamentös sehr gut eingestellt werden konnten. Dies darf nicht darüber hinwegtäuschen, dass vor der Stabilisierung eine, mitunter länger anhaltende, Phase der intensiven Betreuung von Patienten und teilweise deren Familien vorangeht. Die Aufklärung und die Konfrontation der Betroffenen mit der Diagnose „Bipolar“ erscheint uns als eines der wichtigsten Themen in der Betreuung auf der Gesprächsebene. Der Weg, bis man diejenige Medikation findet, welche für den einzelnen Menschen gut wirkt, ist oftmals ein sehr schwieriger.

Wir möchten uns auf diesem Wege bei all den Patientinnen und Patienten bedanken, die ihr Einverständnis gegeben haben, und die auch uns so Vieles erleben und lernen ließen. Danke.

HCL-32 Angst et al, The HCL-32, JAD 2005

Angaben zur Person: Alter Jahre ☐☐ Zentrum ☐☐☐

Männlich ☐ Weiblich ☐ Nummer ☐☐☐

Energie, Unternehmungslust und Stimmung

Jedermann erlebt Veränderungen oder Schwankungen nach oben oder unten in Energie, Unternehmungslust und Stimmung. Man kann sie auch als „Hochs" und „Tiefs" bezeichnen. Das Ziel dieses Fragebogens ist es, Anzeichen solcher „Hochs" zu erfassen.

1. Zuerst bitten wir Sie Ihren derzeitigen Zustand einzuschätzen:
(Kreuzen Sie bitte nur EINE Aussage an)

Viel schlechter als gewöhnlich	Schlechter als gewöhnlich	Etwas schlechter als gewöhnlich	Weder schlechter noch besser als gewöhnlich	Etwas besser als gewöhnlich
☐	☐	☐	☐	☐

Besser als gewöhnlich	Viel besser als gewöhnlich
☐	☐

2. Wie sind Sie gewöhnlicherweise im Vergleich zu anderen?
Bitte kreuzen Sie im Folgenden die Aussage an, die am besten beschreibt, wie Sie gewöhnlicherweise sind. Tun Sie das bitte unabhängig von Ihrem derzeitigen Zustand und kreuzen Sie bitte nur EINE der vier Aussagen an.

Im Vergleich zu anderen ist meine Unternehmungslust, Energie und Stimmung …

... immer relativ stabil und ausgeglichen	... immer relativ hoch bzw. über dem Strich	... immer relativ gering bzw. unter dem Strich
☐	☐	☐

... immer wieder geprägt von deutlichen Schwankungen nach oben und unten
☐

3. Bitte versuchen Sie sich an eine Zeit zu erinnern, die Sie als „Hoch" bezeichnen würden.
Wie haben Sie sich dabei gefühlt? – Bitte beurteilen Sie folgende Aussagen unabhängig von Ihrem derzeitigen Zustand.

In einem solchen Zustand trifft Folgendes zu:	Ja	Nein
1. Ich brauche weniger Schlaf	☐	☐
2. Ich habe mehr Energie oder Tatkraft	☐	☐
3. Ich habe mehr Selbstvertrauen	☐	☐
4. Ich habe mehr Spaß an meiner Arbeit	☐	☐
5. Ich bin geselliger (mehr Telefonate, ich gehe mehr aus)	☐	☐
6. Ich bin reiselustiger und reise mehr	☐	☐
7. Ich fahre eher schneller oder risikofreudiger	☐	☐
8. Ich gebe mehr oder zu viel Geld aus	☐	☐
9. Ich nehme mehr Risiken auf mich (geschäftlich oder im Alltag)	☐	☐
10. Ich bin körperlich aktiver (Sport usw.)	☐	☐
11. Ich mache mehr Pläne	☐	☐
12. Ich habe mehr Ideen, bin kreativer	☐	☐
13. Ich bin weniger schüchtern oder gehemmt	☐	☐
14. Ich ziehe mich farbiger oder extravaganter an, einschließlich Make-up	☐	☐

15. Ich will mehr Leute treffen oder tue es auch	☐	☐
16. Ich bin mehr an Sex interessiert und/oder habe ein stärkeres Verlangen	☐	☐
17. Ich flirte mehr und/oder bin sexuell aktiver	☐	☐
18. Ich bin gesprächiger	☐	☐
19. Ich denke schneller	☐	☐
20. Ich mache mehr Witze oder Wortspiele	☐	☐
21. Ich lasse mich leicht ablenken	☐	☐
22. Ich beginne ständig mit neuen Dingen	☐	☐
23. Meine Gedanken springen von einem Thema zum anderen	☐	☐
24. Alles fällt mir leichter und/oder geht schneller	☐	☐
25. Ich bin ungeduldiger und/oder reagiere leichter gereizt	☐	☐
26. Ich kann andere überfordern oder „nerven“	☐	☐
27. Ich gerate leicht in Auseinandersetzungen mit anderen	☐	☐
28. Meine Stimmung ist deutlich besser und optimistischer	☐	☐
29. Ich trinke mehr Kaffee	☐	☐
30. Ich rauche mehr	☐	☐
31. Ich trinke mehr Alkohol	☐	☐
32. Ich nehme mehr Drogen (Beruhigungsmittel, Stimulantien …)	☐	☐

4. Beschreiben Sie die eben genannten Aussagen über ein „Hoch“
… (Kreuzen Sie bitte nur EINE Aussage an)

- … manchmal (zeitweise) fühlen und verhalten? ☐ ➔ Wenn Sie hier angekreuzt haben, beantworten Sie bitte die Fragen 5 bis 9
- … meistens fühlen und verhalten? ☐ ➔ Wenn Sie hier angekreuzt haben, beantworten Sie bitte nur die Fragen 5 und 6
- … Ich habe nie solche „Hochs“ erlebt ☐ ➔ Wenn Sie hier angekreuzt haben, brauchen Sie die weiteren Fragen nicht mehr zu beantworten. Danke!

5. Auswirkungen irgendwelcher „Hochs“ in Ihrem Leben auf verschiedene Lebensbereiche:

	Positiv und negativ	Positiv	Negativ	keine Auswirkungen
Familie	☐	☐	☐	☐
Freunde und Bekannte	☐	☐	☐	☐
Arbeit	☐	☐	☐	☐
Freizeit	☐	☐	☐	☐

6. Reaktionen der anderen auf Ihre „Hochs“.
Wie waren die Reaktionen oder Bemerkungen von anderen, die Ihnen nahestehen oder Sie sehr gut kennen in Bezug auf diese „Hochs“? (Kreuzen Sie bitte nur EINE Aussage an)

Positiv (z. B. unterstützend ermutigend	Neutral	Negativ (z. b. besorgt, genervt, verärgert, kritisierend)	Positiv und Negativ	Keine Reaktion
☐	☐	☐	☐	☐

7. Dauer solcher „Hochs“ in der Regel: (Kreuzen Sie bitte nur EINE Aussage an)

☐ 1 Tag	☐ Länger als 1 Woche
☐ 2–3 Tage	☐ Länger als 1 Monat
☐ 4–7 Tage	☐ Ich kann es nicht beurteilen bzw. weiß es nicht

8. Hatten Sie während der letzten 12 Monate solche „Hochs“? Ja ☐ Nein ☐

9. Wenn ja, bitte schätzen Sie, wie viele Tage Sie während der letzten 12 Monate in „Hochs“ verbracht haben:

Insgesamt waren es ☐☐☐ Tage.

HCL-32 Angst et al, The HCL-32, JAD 2005, kroatische Version 2006

Osobni podaci: Starost ☐☐ godine Centar ☐☐☐

Muški spol ☐ Ženski spol ☐ Broj ☐☐☐

Energija, aktivnost i raspoloženje

Ponekad tijekom života svi osjećamo promjene raspoloženja, energije i aktivnosti koje mogu biti (povišene ili snižene, gore ili dolje). Cilj ovog upitnika je ispitati kako izgledaju stanja kad smo u povišenim stanjima.

1. Prije svega, kako se osjećate danas u odnosu na uobičajeno stanje:
(Molimo da označite samo JEDNO od nabrojenog)

Puno gore nego inače	Gore nego inače	Malo gore nego inače	Ni bolje, ni gore nego inače	Malo bolje nego inače
☐	☐	☐	☐	☐

Bolje nego inače	Puno bolje nego inače
☐	☐

2. Kakvo je vaše uobičajeno stanje kad ga usporedite s drugim ljudima?
Molimo vas da nam kažete kako se osjećate iz dana u dan, označavajući izjave koje najbolje opisuju vaše stanje, a ne vodeći računa o tome kako se osjećate danas.

Uspoređujući u odnosu na druge ljude moje raspoloženje, energija i aktivnosti su...
(Molimo da označite samo JEDNO od nabrojenog)

... uvijek je više manje isto, stabilno	... je općenito povišenije	... je općenito niže
☐	☐	☐

... ponavljano se izmjenjuju periodi kad je povišeno ili snižno
☐

3. Nastojte se prisjetiti perioda kad ste bili u "povišenom" stanju.
Kako ste se tada osjećali? Molimo da odgovorite na ove tvrdnje ne vodeći računa o trenutnom stanju.

U tom stanju:	Da	Ne
1. Trebam manje sna	☐	☐
2. Osjećam se s više energije i aktivniji	☐	☐
3. Imam više samopouzdanja	☐	☐
4. Više uživam u poslu	☐	☐
5. Više se družim (više telefoniram, više izlazim vani)	☐	☐
6. Više volim putovati i više putujem	☐	☐
7. Vozim brže I s više rizika	☐	☐
8. Više trošim/ previše trošim	☐	☐
9. Više riskiram u svakodnevnom životu (na poslu i/ili drugdje)	☐	☐
10. Fizički sam aktivniji (sport itd.)	☐	☐
11. Planiram više aktivnosti i projekata	☐	☐
12. Imam više ideja, kreativniji sam	☐	☐
13. Manje sam sramežljiv i zatvoren	☐	☐
14. Nosim ekstravagantniju i/ili šareniju odjeću /make-up	☐	☐
15. Želim se više družiti s ljudima ili se više družim	☐	☐

16. Više me zanima seks i/ili mi se povećava seksualna želja	☐	☐
17. Više flertujem i/ili sam seksualno aktivniji	☐	☐
18. Više pričam	☐	☐
19. Mislim brže	☐	☐
20. Više se šalim ili zezam dok pričam	☐	☐
21. Lakše izgubim pažnju	☐	☐
22. Angažiram se u puno novih stvari	☐	☐
23. Moje misli bježe s jedne teme na drugu	☐	☐
24. Stvari obavljam brže I /ili lakše	☐	☐
25. Postajem nestrpljiv ili svadljiv	☐	☐
26. Znam umoriti ili naljutiti druge	☐	☐
27. Više zapadam u svađe	☐	☐
28. Moje raspoloženje je povišeno, optimističnije	☐	☐
29. Pijem više kave	☐	☐
30. Pušim više cigareta	☐	☐
31. Pojačano pijem alkohol	☐	☐
32. Uzimam više lijekova (sedative, anksiolitike, stimulante...	☐	☐

4. *Da li su gore postavljena pitanja označila kako ste dok ste u povišenom stanju...*
(Molimo da označite samo JEDNO od nabrojenog)

- ... ponekad? ☐ ➔ ako označite ovu kućicu, molimo da odgovorite na pitanja od 5 do 9
- ... većinu vremena? ☐ ➔ ako označite ovu kućicu molimo da odgovorite na pitanja 5 i 6

Nisam nikada osjetila takvo" povišeno stanje " ☐ ➔ ako označite ovu kućicu molimo da tu stanete

5. *Utjecaj "povišenih" stanja na razna područja vašeg života:*

	Pozitivni i negativni	Pozitivni	Negativni	Bez utjecaja
Obiteljski život	☐	☐	☐	☐
Socijalni život	☐	☐	☐	☐
Posao	☐	☐	☐	☐
Odmor i zabavu	☐	☐	☐	☐

6. *Reakcije i komentari drugih na vaša"povišena stanja".*
Kako su vaši bližnji reagirali na vaša povišena stanja?
(Molimo da označite samo JEDNO od nabrojenog)

Pozitivno (ohrabrujuće i podržavajuće)	Neutralno	Negativno (zabrinutošću, zajedljivošću, nervozno, kritizirajuće)	Pozitivno i negativno	Bez reakcija
☐	☐	☐	☐	☐

7. *Koliko su u pravilu trajala vaša "povišena stanja" (prosječno):*
(Molimo da označite samo JEDNO od nabrojenog)

☐ 1 dan	☐ Ldulje od 1 tjedan
☐ 2–3 dana	☐ dulje od 1 mjesec
☐ 4–7 dana	☐ ne mogu prosuditi/ ne znam

8. *Jeste li iskusili takvo "povišeno stanje" u zadnjih godinu dana?* Da ☐ Ne ☐

9. *Ako da, Molimo da procijenite koliko ste dana bili u "povišenom stanju" u zadnjih godinu dana:*

Sveukupno, oko ☐☐☐ dana.

HCL-32 Angst et al, The HCL-32, JAD 2005, türkische Version Draft 2007

Kişisel ayrıntılar: Yaş ☐☐ Merkez ☐☐☐

Erkek ☐ Bayan ☐ Numara ☐☐☐

Enerji, aktivite ve duygudurum

Herkes, yaşamlarının farklı zamanlarında enerji, aktivite ve duygudurumunda değişiklikler veya dalgalanmalar yaşar ("canlı dönemler ve çökkün dönemler" veya "yüksek dönemler ve düşük dönemler"). Bu anketin amacı "canlı" ("yüksek") dönemlerin özelliklerini değerlendirmektir.

1. *Her şeyden önce, her zamanki durumunuza göre bugün kendinizi nasıl hissediyorsunuz?* (Lütfen aşağıdakilerden yalnızca BİRİNİ işaretleyin)

Her zamankinden cok daha kötü	Her zamankinden daha kötü	Her zamankinden birazcık daha kötü	Her zamankinden ne daha iyi ne daha kötü	Her zamankinden birazcık daha iyi
☐	☐	☐	☐	☐

Her zamankinden daha iyi	Her zamankinden çok daha iyi
☐	☐

2. *Başka insanlarla karşılaştırıldığında genellikle nasılsınız?*
Bugün nasıl hissettiğinizden bağımsız olarak lütfen bize başka insanlarla karşılaştırdığınızda normal olarak nasıl olduğunuzu, aşağıdaki ifadelerden hangisinin sizi en iyi tanımladığını işaretleyerek söyleyiniz.

Başka insanlara kıyasla benim aktivite, enerji ve duygudurum düzeyim...
(Lütfen aşağıdakilerden yalnızca BİRİNİ işaretleyiniz)

... daima oldukça dengeli ve düzdür	... genellikle yüksektir	... genellikle düşüktür	... tekrarlayıcı olarak yükseklik ve düşüklük dönemleri gösterir
☐	☐	☐	☐ ☐

3. *Lütfen "canlı/yüksek" durumda olduğunuz bir dönemi hatırlamaya çalışın.*
O zaman nasıl hissetmiştiniz? Lütfen bu ifadelerin tümünü sizin şimdiki durumunuzdan bağımsız cevaplayınız.

Böyle bir durumda:	Evet	Hayır
1. Daha az uykuya ihtiyacım olur	☐	☐
2. Daha enerjik ve daha aktif hissederim	☐	☐
3. Daha kendime güvenliyim	☐	☐
4. İşimden daha fazla hoşlanırım	☐	☐
5. Daha sosyalim (daha fazla telefon konuşmaları yapar, daha fazla dışarı çıkarım)	☐	☐
6. Daha çok gezmek isterim ve gezerim	☐	☐
7. Daha hızlı araba sürme eğilimim olur veya sürerken daha fazla risk alırım	☐	☐
8. Daha fazla/çok fazla para harcarım	☐	☐
9. Gündelik hayatımda daha fazla risk alırım (işimde ve/veya diğer aktivitelerimde)	☐	☐
10. Fiziksel olarak daha aktifim (spor vs.)	☐	☐
11. Daha fazla aktiviteler veya projeler planlarım	☐	☐
12. Daha fazla fikirlerim olur, daha yaratıcıyım	☐	☐

13. Daha az utangaç veya tutuk olurum ☐ ☐
14. Daha renkli ve gösterişli elbiseler giyer/makyaj yaparım ☐ ☐
15. Daha fazla insanla buluşmayı isterim veya gerçekten buluşurum ☐ ☐
16. Daha fazla seksle ilgilenirim, ve/veya artmış cinsel arzularım vardır ☐ ☐
17. Daha fazla işveli ve/veya cinsel yönden daha aktifim ☐ ☐
18. Daha fazla konuşurum ☐ ☐
19. Daha hızlı düşünürüm ☐ ☐
20. Konuşurken daha fazla şakalar yapar veya takılırım/ iğnelerim ☐ ☐
21. Dikkatim daha kolay dağılır ☐ ☐
22. Pek çok yeni şeyle ilgilenirim ☐ ☐
23. Düşüncelerim konudan konuya sıçrar ☐ ☐
24. Herşeyi daha hızlı ve/veya daha kolay yaparım ☐ ☐
25. Daha fazla sabırsızım ve/veya daha kolay sinirlenirim ☐ ☐
26. Başkaları için tüketici veya sinirlendirici olabilirim ☐ ☐
27. Daha fazla ağız kavgasına/tartışmaya girerim ☐ ☐
28. Duygudurumum yüksektir, daha iyimserim ☐ ☐
29. Daha fazla çay-kahve içerim ☐ ☐
30. Daha fazla sigara içerim ☐ ☐
31. Daha fazla alkol içerim ☐ ☐
32. Daha fazla hap alırım (uyku verici, yatıştırıcı, uyarıcı...) ☐ ☐

4. *"Canlılıklarınızın/yüksekliklerinizin" yaşamınızın değişik yönlerine etkileri:*

	Olumlu ve olumsuz	Olumlu	Olumsu	Etkisi yok
Aile yaşamı	☐	☐	☐	☐
Sosyal yaşam	☐	☐	☐	☐
İş	☐	☐	☐	☐
Boş zaman	☐	☐	☐	☐

5. *Sizin "canlılıklarınıza/yüksekliklerinize" başka insanların tepkileri ve yorumları.*
Size yakın insanlar sizin "canlılılıklarınıza/yüksekliklerinize" nasıl tepki verdiler veya yorum yaptılar?
(Lütfen aşağıdakilerden BİRİNİ işaretleyin)

Olumlu (Cesaretlendirici veya destekleyici)	Ortada	Olumsuz (Kaygılı, rahatsız, sinirli, eleştirel)	Olumlu ve olumsuz	Tepki yok
☐	☐	☐	☐	☐

6. *"Canlılıların/yüksekliklerin" bir kural olarak (ortalama) uzunluğu :*
(Lütfen aşağıdakilerden BİRİNİ işaretleyin)

☐ 1 gün ☐ 1 haftadan uzun
☐ 2–3 gün ☐ 1 aydan uzun
☐ 4–7 gün ☐ Bir yargıya varamıyorum / bilmiyorum

7. *Geçtiğimiz son oniki ayda böyle "canlılıklar/yükseklikler" yaşadınız mı?*

Evet ☐ Hayır ☐

8. *Eğer evet ise, lütfen son oniki ay boyunca kaç günü "canlı/yüksek" geçirdiğinizi tahmin ediniz:*

Tümünü bir araya getirirsek; yaklaşık ☐☐☐ gün

„Mood Disorder Questionaire"

Bitte lesen Sie die folgenden Fragen sorgfältig durch und kreuzen Sie die Antwort an, die auf Sie am besten zutrifft. Wenn Sie dieses Formular ausgefüllt haben, legen Sie es Ihrer betreuenden Ärztin/Ihrem betreuenden Arzt vor.

I. Gab es einmal einen Zeitabschnitt in Ihrem Leben, in dem Sie anders fühlten und handelten als sonst und in dem ...

1. ... Sie so gehobener Stimmung waren, dass Ihre Mitmenschen den Eindruck hatten, Sie seien anders als sonst, oder ... Sie aufgrund Ihrer gehobenen Stimmung Schwierigkeiten mit Ihren Mitmenschen bekamen?

   ☐ Ja ☐ Nein

2. ... Sie sich so gereizt fühlten, dass Sie Mitmenschen anschrieen oder in Streitigkeiten oder Handgreiflichkeiten verwickelt wurden?

   ☐ Ja ☐ Nein

3. ... Sie sich sehr viel selbstbewusster fühlten als gewöhnlich?

   ☐ Ja ☐ Nein

4. ... Sie weniger Schlafbedürfnis hatten?

   ☐ Ja ☐ Nein

5. ... Sie mehr Rededrang verspürten oder schneller sprachen als sonst?

   ☐ Ja ☐ Nein

6. ... Ihre Gedanken zu rasen begannen?

   ☐ Ja ☐ Nein

7. ... Sie so schnell abgelenkt wurden von äußeren Ereignissen, dass Sie sich nicht mehr konzentrieren konnten?

   ☐ Ja ☐ Nein

8. ... Sie viel mehr Energie hatten als sonst und sich leistungsfähiger fühlten?

   ☐ Ja ☐ Nein

9. ... Sie deutlich mehr Aktivitäten durchführten als gewöhnlich?

   ☐ Ja ☐ Nein

10. ... Sie geselliger waren als sonst oder Sie weniger soziale Hemmungen hatten (z. B. mitten in der Nacht einen Freund anriefen)?

☐ Ja ☐ Nein

11. ... Sie mehr Interesse an Sex hatten als sonst?

☐ Ja ☐ Nein

12. ... Sie Dinge taten, die für Sie untypisch sind bzw. von denen Mitmenschen sagten, sie seien übertrieben, leichtsinnig oder riskant?

☐ Ja ☐ Nein

13. ... Sie so viel Geld ausgaben, dass Sie sich selbst oder Ihre Familie in finanzielle Schwierigkeiten brachten?

☐ Ja ☐ Nein

II. Haben Sie mehr als eine Frage mit „Ja" beantwortet? Wenn ja: Sind manche der oben genannten Symptome innerhalb desselben Zeitabschnitts aufgetreten?

☐ Ja ☐ Nein

III. Wie problematisch schätzen Sie die Schwierigkeiten ein, die Ihnen durch diese Erlebens- und Verhaltensweisen erwachsen sind (z. B. familiäre Schwierigkeiten, finanzielle oder rechtliche Probleme, Streitigkeiten oder Handgreiflichkeiten ...)? Bitte nur eine Antwort ankreuzen:

☐ nicht problematisch ☐ mittelmäßig problematisch

☐ geringfügig problematisch ☐ sehr problematisch

Kommentar: Dies ist ein sehr guter Fragebogen zur Beurteilung früherer oder derzeitiger manischer Episoden. Der Fragebogen heißt zwar „manic depressive questionaire", depressive oder gemischte Episoden werden jedoch nicht abgefragt.

Quelle: 1 Maneros A., Georg Thieme Verlag 2004.
2 Hirschfeld, RM, Williams, JB, Spitzer, RL, el al.: Development and validation of a screening instrument for bipolar spectrum disorder: The Mood Disorder Questionaire. Am.J.Psychiatry, 157: 1873-1875 (2000) (Übersetzung ins Deutsche: Grunze und Mitarbeiter)

Ao. Univ.-Prof. Primarius Dr. Christian Simhandl

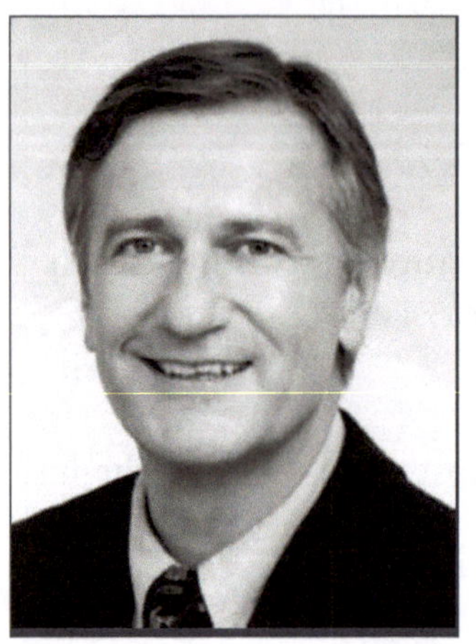

Facharzt für Psychiatrie & Neurologie, Psychotherapeut,
ÖÄK PSY-Diplom für Psychotherapeutische Medizin, Lehrpraxis
Präsident der Österreichischen Gesellschaft für Bipolare Erkrankungen
Leiter der Abteilung für Psychiatrie und psychotherapeutische Medizin
und Tagesklinik am Aö KH Neunkirchen
Ordinationen
A-2552 Hirtenberg, Franz Frantsichgasse 15
A-2620 Neunkirchen, Peischingerstrasse 19
Tel: +43-2635-602-3200, Fax: -3567
Mobile #43-664-1035351
E-Mail: psychiatrie@khneunkirchen.at
Internet: www.simhandl.at

Geboren am 25. September 1956 in Wien, machte er seine Ausbildung nach Promotion an der medizinischen Fakultät am 11. 7. 1980 in Wien, im Allgemeinen Krankenhaus an der Universitätsklinik. Bereits 1981 begann Dr. Simhandl mit der Mitarbeit in der „Lithiumambulanz“, habilitierte 1994 mit dem Thema des Vergleichs der Rückfall verhütenden Wirkung von Lithiumsalz und Carbamazepin über 2 Jahre. Dr. Simhandl ist Mitautor und Herausgeber einiger Bücher über Diagnostische Probleme in der Psychiatrie. Neben seiner umfassenden Lehrtätigkeit absolvierte er eine psychotherapeutische Ausbildung in Existenzanalyse und Logotherapie und war einige Jahre als Co-Trainer tätig. 1992/93 war Dr. Simhandl bei einer Pharmafirma und lernte im Rahmen einer Managementtätigkeit die Neuentwicklung von Psychopharmaka von Seiten der Industrie, der Gesundheitsbehörden verschiedener Länder und der klinischen Anwendbarkeit kennen. Neben einer Vielzahl von Publikationen hat das Interesse seiner Tätigkeiten der letzten Jahre vermehrt in der Vermittlung von Forschungsergebnissen nicht nur an Ärzte, sondern vor allem an der Weitergabe der Information direkt an Betroffene und Angehörige bestanden. Dr. Simhandl ist Mitglied vieler nationaler und internationaler Fachgesellschaften. 2004 gründete Dr. Simhandl die österreichische Gesellschaft für Bipolare Erkrankungen nach dem Vorbild der DGBS. Seit 2000 ist Dr. Simhandl Leiter der Abteilung für Psychiatrie und psychotherapeutische Medizin am Aö Krankenhaus Neunkirchen.

Dr. Klaudia Mitterwachauer

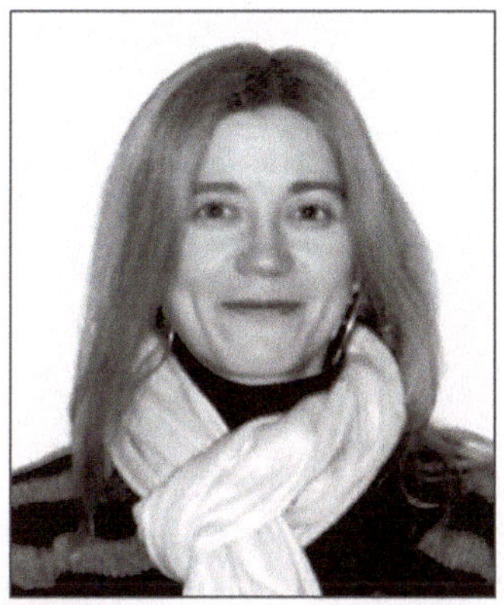

Fachärztin für Psychiatrie
Ärztin für Allgemeinmedizin
E-Mail: k.mitterwachauer@khneunkirchen.at

Geboren am 22. 3. 1966 in Linz, Oberösterreich, lebt sie seit 1984 in Wien. 1996 promovierte sie an der medizinischen Fakultät. Seit 1997 ist sie im Aö Krankenhaus Neunkirchen tätig, wo sie die Ausbildung zum Arzt für Allgemeinmedizin absolvierte und anschließend weitere zwei Jahre an der Internen Abteilung tätig war. 2000 begann sie die Ausbildung an der Abteilung für Psychiatrie und psychotherapeutische Medizin. Dort ist sie als Facharzt für Psychiatrie und Mitarbeiterin der Ambulanz für Stimmungsschwankungen sowie im Psychosozialen Dienst tätig.

STICHWORTVERZEICHNIS